# 子どもの未来は100%朝ごはん

## 子育てに必要なのは「栄養」と「愛情」だけ

西山由美
にしやま由美東京銀座クリニック院長

ワニ・プラス

# プロローグ

## 「お母さんは、朝ごはんだけ、がんばればいい」

人は、なんのためにこの世に生まれてくるのでしょう。

人が生まれてから死ぬまで、求め続けるのは「幸せ」と「愛情」。言葉にすれば、たったこれだけ。人は愛情に包まれ、幸せになるために生まれてくるのです。

そんなことは、わかっている。そう思う人は多いでしょう。それなのになぜ、私たち母親は、こんなにも迷うのでしょうか。

**子育てには、ぶれない軸が必要です。**

軸を持つことで、お母さんたちを悩ませる、子どもの多くの行動は消えていきます。自ら得意分野を伸ばそうと意欲的になるので、お母さんは誇らしい気持ちでいっぱいになります。「幸せ」と「愛情」に包まれた子育てができるようになるのです。

その軸とはなんでしょうか。

**「朝ごはん」です。**

朝ごはんには、子どもの成長と、人生を成功に導くすべてのものを、包み込む力があります。

もしも今、子育てに悩んだり、迷ったりすることがあるならば、どんな朝ごはんの時間を過ごしているのか、見直してみてください。お母さんは朝ごはんさえがんばれば、他は何もがんばらなくてよくなります。あとは子どもが自分でがんばるようになるからです。

「朝から手の込んだごはんをつくりましょう」というのではありません。

本書で紹介する朝ごはん**「時計回りプレート」**は、家族みんなのぶんをつくっても、わずか30分です。

お母さんは、朝の30分だけがんばって早起きをすればいい。そうして時計回りプレートを朝に食べさせてあげれば、子どもはひとりでに幸せと愛情を感じ、お母さんが何も言わなくても、自らがんばる力を身につけていくのです。

## 子育てとは、生まれ持った能力を「退化」させないこと

子どもはみな、すばらしい能力を持って生まれてきています。それぞれが「個性」とい

う特別な才能を秘め、この世界に誕生しています。

赤ちゃんは小さな身体と脳に、全能の力を秘めているのです。

**私たち親の役割とは、その能力を「退化」させないこと。**それこそが子育てです。

ここをわかっていないと、親は誤った言動をとるようになってしまいます。

その「誤った言動」とは、どんなことでしょうか。

多くの人は、「わが子に特別な力をつけてもらいたい」と考えます。

才能を伸ばしたいがゆえに、がんばらせようとします。

将来を心配するがゆえに、失敗をさせないようにします。

「こんなふうに育ったら幸せだろう」と、自分が願うことをやらせたがります。

こうして親が「与えよう」とする言動と「がんばりなさい」という励ましこそが、子育てにおける「誤った言動」です。

子どもは全能の力を持って生まれてきているのに、能力を「与えよう」「外からつけてあげよう」とすれば、生まれ持った才能を反対につぶしてしまうことになるのです。

## 「勉強をしなさい」が才能を壊す

人が活動するためには、たくさんのエネルギーが必要です。たんぱく質やビタミン、ミネラルなどの栄養素も欠かせません。**1日の活動のもとになるのが朝ごはんです。**

朝ごはんの内容が十分でないまま、

「あなたなら、もっとがんばれるはず」

「勉強をしなさい」

「ダラダラしないの」

「もっと早く起きなさい」

と、親が言ったら、どうなるでしょうか。

栄養がたりなければ、身体と脳はまさに〝ガス欠〟の状態になります。子どもにとって、ガス欠の身体と脳でがんばらなければいけないことほど、つらいことはありません。

誰よりも大好きなお母さんが「私を、ぼくを、苦しくさせる」。この言葉にならない感情は、子どもの心に痛みを与えるでしょう。

心の傷は、親から「もっとがんばりなさい」「勉強しなさい」と言われるたび、少しずつ深く大きく広がります。無意識ながらもそれを避けたいから、耳をふさぐようにして、子どもはだんだんと言うことを聞かなくなるのです。

しかも、「お母さんが願っているような、自分になれない」という劣等感を心に植えつけることにもなります。この劣等感が大きくなるほど、反発心がふくらみ、思春期が来たころに、爆発するようになるのです。これが「反抗期」です。

そうしてお母さんがたくさんの言葉を使って「がんばらせよう」と必死になればなるほど、子どもの能力は退化していくことになります。

今日から子どもと向き合う際には、次の言葉を頭に置いておいてください。

**「子どもに必要なのは『栄養』と『愛情』だけ」**

この2つさえあれば、お母さんががんばらなくても、子どもは生まれ持った才能という花を自ら咲かせていくのです。

## 子どもはみんな「本物」の素質を持って生まれてきた

世間には、一流の人、二流の人、三流の人という言い方をする人たちがいます。

また、「一流の人になるために」「一流の人はどんなことをしているか」といったテーマの書籍もときどき見かけます。

私自身は、人に階級をつけるようなこの言い方が好きではありませんが、どのような価値を大切に生きているかという点においては、たしかに大きな違いがあるとも感じます。

そこでここでは、あくまでも便宜的に「一流、二流、三流」という言葉を使って、人の価値観についてわかりやすくお話ししてみましょう。

まず、三流からお話しします。三流とは、お金で動く人です。「お金を受けとれるかどうか」「金額がどのくらいか」が行動のベースになる人です。

二流は、感謝で動く人です。「ありがとう」と言ってもらえるか、人に喜んでもらえるかを重視する人です。

それでは、一流とは、どんな人物のことでしょうか。

**一流は、自らの心で動く人です。**「自分がやりたいからやる」という自主性と決断力を持って行動できる人間のことを一流というのでしょう。

ひと言で表すならば、**一流は人間力で動く人、二流は感謝で動く人、三流はお金で動く人**のことです。

三流の人のまわりには、三流の人が集まります。一流の人のまわりには、一流も二流も三流も自然と集まってきます。一流の人はキラキラと輝くオーラをまとって見えるからです。頼もしいリーダーシップで周囲を引っ張っていく力もあります。

ただ、一流の人の心が共鳴するのは、一流の心です。だからこそ、一流は一流の人と深くつき合い、互いの相乗効果で大成していくことが多く見られます。

でも、「一流、二流、三流」と人を階級に分けて考える心に、「本物」は宿らないと私は思っています。**「一流、二流、三流」とはまるで次元の違う「本物」の人がいます。**

それは、**「誰かのために、いつでも愛のある行動を、自分がやりたくてとる」という人**のこと。**愛にあふれた心を持つ人**のことです。

本物の人は、キラキラとした輝きだけでなく、とても温かで包み込むようなオーラを放っています。そのために、一緒にいるととても心地よく、たくさんの人が自然と集まってくるのです。

**こうした「本物」になる素質を、すべての人が持って生まれてきています。**

ところが、成長するにつれ、輝きを失っていく人がいかに多いことでしょう。これほどもったいないことがあるでしょうか。

なぜ、人は成長とともに本物の輝きを失いがちなのでしょう。答えは簡単です。

「栄養と愛情がたりないから」。実はこれだけなのです。生まれ持った能力を育てるのは、栄養と愛情。これさえあれば、子どもはみんな本物の人間に育つのです。

# 「人の能力や性格は、朝ごはんで決まる」

「朝ごはんが大切」とはよく聞く言葉です。

でも、何がどんなふうに大切なのか、きちんとわかっていますか。

「脳を目覚めさせるためには、朝ごはんを食べること」ということも、よく聞きます。

でも、朝ごはんの大切さは、そんな単純なことではありません。実際、そうした表面的な言葉で、「朝ごはんが大切なのね。しっかり食べさせてあげよう」と心が動くでしょうか。

私のクリニックでは、**栄養医学外来**を行っています。

栄養医学とは、栄養素を正しくとることで、細胞レベルから脳も身体も健康な状態をつくり出していく方法論を追究する医学です。

人の身体はおよそ60兆個の細胞でつくられています（身体の細胞数は37兆個から100兆個までいろいろな説がありますが、本書では、多く語られている「60兆個」という数でお話ししていきます）。その細胞1つ1つをつくっているのが、毎日の食事です。すべての細胞は、食べたものを材料につくられるのです。

私たちの身体の細胞は、古いものから新しいものへと絶えず生まれ変わっています。これを「**新陳代謝**」といいます。新しい細胞の材料となるのが、毎日の食事から得る栄養素なのです。

たとえば、子どもの賢さのおおもとになる脳細胞も、口から得た栄養素を重要な活動源にしています。性格を決定づけるホルモンも、食べたものからつくられます。

食事とは、これほどまでに大切なもの。人の能力や性格は、食事で決まってくるのです。

ここで一度、きちんと考えてみましょう。

あなたは、わが子の細胞をどんな材料でつくってあげたいですか。

子どもの賢さや意欲にかかわる脳細胞の材料として、今日あなたが用意した食事は、ふさわしいですか。

良質なエネルギーやホルモンを生み出す栄養は、十分にたりていますか。

その答えのすべてが、お母さんが子どものために用意した食事にあります。

とくに朝ごはんは、今日という新たな1日をコントロールする重要な一食。人がエネルギッシュに心おだやかに行動するためのエネルギー源になる食事なのです。

## 「私はすごい」と思える子に育てたい

朝、「いってらっしゃい」と子どもを送り出したら、「おかえりなさい」と迎えるまで、お母さんに助けてあげられることは、何もありません。

でも、元気いっぱいに活動し、楽しんで勉強し、友だちとおだやかに過ごすために必要な栄養とエネルギーは、お母さんが用意した朝ごはんからつくられます。

**栄養的にきちんと満たされた朝ごはんを食べさせてあげることは、子どもへの最高のサポートです。**それが、子どもにとって、どれほどの自信となるでしょうか。

子どもは小さな自信を1日1日と積み上げていくことで、自分を信じる力を身につけます。「自分は生きている価値がある」「必要とされている」「大切なかけがえのない存在だ」と信じられる心の状態。これを「**自己肯定感**」といいます。自分のことをどう考え、どう感じているか、自己評価へのプラスの感覚のことです。

自己肯定感が高くなると、「私はすごい」「ぼくはなんでもできる」「みんなから慕われている」という確信が生まれます。そこから自主性、主体性、決断力が育ちます。この3要素は、リーダーシップを発揮するために欠かせない素質。まさに、「本物」の素質です。

「まわりに流されず、自分の確固たる基準でぶれない判断ができること」

「自分が他人と違うことに不安を感じず、リスクを恐れずに、自信を持って決断していけること」

こうしたリーダーシップを発揮できる素質とは、大人になって初めて育まれるものではありません。幼いころから日々積み重ねられた自己肯定感の高さから生まれるものです。

その自信を1日1日生み出してあげられるパワー。それは、お母さんのつくる朝ごはんのなかに込められています。すべてのお母さんに朝ごはんの大切さを知ってほしい。私がそう願う根本はここにあるのです。

## 私の経験から生まれた「時計回りプレート」

私にも2人の娘がいます。

2人とも医学部に進み、それぞれに医者を目指して、人生を日々楽しんでいます。学生生活を本気で楽しみ、本気で勉強する。とても楽しそうで幸せそうです。

そんな娘たちの言動から「生まれ持った能力が高いのね」「立派な考え方を持ったお嬢さんですね」とほめてくれる人たちがいます。「どんなふうに育てたら、お医者さんを目指せるほど、勉強をがんばるのですか」ともよく尋ねられます。

医者である私も、子育てにおおいに悩んだ1人の母親でした。その経験が、本書で紹介する「時計回りプレート」を生み、朝ごはんの効果効能を研究するおおもとになりました。娘たちは、1年と1日違いで生まれた年子です。同じ両親から誕生した女の子たち。2人は同じ遺伝子のはずなのに、正反対の健康状態と性格に育ちました。

長女は、身体も食も細く、健康面も弱く、そしてとても優しい少女でした。病気になりやすく、毎週のように熱を出す長女。幼稚園や学校から帰るとヘトヘトで、起こさなければ翌朝まで眠ってしまうことが多くありました。身体が気持ちについてこないこともあり、一歩下がって物事を考えるような控えめな女の子に育ちました。

一方の次女は、生まれたときからの健康優良児。「天真爛漫《らんまん》」という言葉がぴったりの少女で、何にでも好奇心旺盛。「やりたい」と思ったことは自ら行動に移すポジティブな少女に育っていきました。

姉は病弱な優しい子。妹は風邪さえ引かないような明るい子。2人の違いはどこにあるのか、そのころの私にはまったくわかりませんでした。

次女の能力の高さは親としてうれしいこと。同時に、姉の優しさや女の子らしさも母親の私には誇らしいこと。でももし、長女に健康が備われば、彼女の能力をもっと引き出してあげられるのではないかと、私は彼女が「おいしい」と食べられるものを日々、試行錯誤しながらつくっていました。

ただ、そのころの私は、栄養医学を学ぶ前でした。手の込んだものや豪華なものを手づくりしてあげることを、栄養と愛情を注いであげることと、勘違いしていました。

たとえば「パンを食べたい」と言えば、食品添加物が娘たちの細胞を傷つけないように手づくりをし、日常的な家庭料理も、日本料理屋で出されるような和食も一からすべてつくっていました。

でも、どんなにがんばっても長女が完食することはなく、食事の最中に疲れて眠り、コックリと首をかしげた瞬間に舌を噛んでしまうこともありました。

## 「食べ物には、人生を変える力がある」

こんなわが家の状況を一転させる出来事がありました。

いつも元気いっぱいだったはずの次女が、中学生になって間もなく、

「疲れた。何もしたくない。勉強も好きじゃなくなった」

と、帰宅するとベッドにもぐり込むことが増えたのです。

ポジティブ思考で勉強も自主的にしていた次女に現れた変化に、私たちはとまどいました。食べることが大好きな彼女が、夕食もとらずに寝てしまうということも、初めてです。「反抗期だろうか」「ダイエットしたいのかな」と思いをめぐらせました。

でも、次女のこれからの人生を考えたら、「反抗期」や「ダイエット」という言葉で片づけてよいはずがありません。


**表面に現れてくる結果には、原因が必ずあります。**


私は、次女の1日の行動から原因を突き止めようと考えました。そして、中学に入学後、学校帰りに友だちとコンビニエンスストアに立ち寄り、アイスクリームを毎日食べるようになったことを知りました。

実は、空腹時にアイスクリームなど糖質の多いものを食べるのは、とても危険なことです。血糖値（血液中のブドウ糖の量）がいっきに上がってしまうからです。

すると、その異常に身体が反応し、「インスリン」というホルモンが大量に分泌され、今度は血糖値が急激に下がります。

そのとき、ストレスを増幅させるホルモン「ノルアドレナリン」が脳のなかにたくさん出てきます。こうなると、人は怒りっぽくなる一方、ネガティブな考えを持つようになるのです。「たかがアイス」とあまくみてはいけないのです。

中学生まで、次女はコンビニで何かを買って間食する、という経験がほとんどありませんでした。そのため、脳が敏感に反応したのでしょう。

次女に起こった変化の原因は、空腹時に食べるようになったアイスクリーム。そのように私は推測しました。

私は次女の「友だちと一緒で楽しい」という思いを否定しないよう気をつけつつ、彼女の「やせたい」という願いをかなえる形で、話をしました。

「お友だちとコンビニに寄るのは楽しいよね。でもさ、アイスは太るから、おでんにしたらどうかな。おでんは食べる順番さえ気をつければ、太らなくてすむよ」

そう言って、糖質の少ないおでんの具と食べる順番を伝えました。

すると彼女は、帰宅後ベッドにもぐり込むことがなくなり、明るくポジティブな性格が戻ってきました。このとき、私は気づきました。

**「食べ物には、人生と性格を変える力がある！」**

## 「毎日が楽しい。なんでもできる気がする」

私は医学の知識をフル動員し、栄養医学にもとづく食事づくりの研究を始めました。そうして完成したのが、時計回りプレートです。

次女が時計回りプレートを食べるようになると、性格がますますポジティブになり、「**勉強が楽しくてしかたがない**」と言い始めました。

「私って授業を聞いているだけで、覚えられちゃうんだよね。自分でもすごいと思うの」と言って、自分からますます勉強に励むようになったのです。

長女の変化にも驚きました。顔色がよくなってきたなと感じた数日後には、時計回りプレートを完食できるようになりました。食べきれるだけの体力がついてきたのでしょう。

やがて、以前は口にすることもできなかった肉や魚も、食べられるようになってきました。

ここからの変化は、目を見張るものがありました。帰宅後に眠ってしまうことがなくなり、熱も出さなくなりました。

そしてある日、「**毎日がとても楽しい。なんでもできる気がする**」と言ったのです。

そうして興味を持った習い事を2つ、3つと自ら見つけてきては、学校の帰りに寄ってくるようになりました。彼女のなかに眠っていた能力を、自分で引き上げていこうという自主性が発揮されてきたのです。

数カ月後、長女も成績が学年トップクラスに躍りでました。一方で、とても細くて華奢《きゃしゃ》な身体から、女性らしい美しいスタイルへ変わっていきました。

娘は、高校に入学すると無遅刻・無欠席・無早退、そして「成績も人物も優秀」と認められ、特待生として表彰されるまでになったのです。

「私はお母さんの子でよかった。もしも、栄養について何も知らないお母さんだったら、今の私はなかったと思う。だから、この人生を思いっきり楽しむね」

これは娘たちが私に言ってくれた大切な言葉です。

今の娘たちしか知らない人たちは、彼女たちの能力の高さをほめてくれます。でも、**それを引き出し、伸ばしてくれたのは、時計回りプレートです。**時計回りプレートを始めて、すべてがいっきによい方向へと進んでいったのです。

## 妊娠中、妊娠前の女性たちにも実践してほしい

食事によって人生を変えていく力は、無限大です。

食事だけで、人はどこまでも変わっていきます。

私の娘たちは、中学生のころから朝食に時計回りプレートを始め、今、私自身が1人の人間として心から尊敬する女性たちに成長しました。

人の成長に遅い、ということはありません。**今日から食事を変えていけば、今日から人**

**生を変えていけるのです。**

ただ1つだけ、私のなかに「ごめんね」と思うことがあるとしたら、妊娠中のことです。長女を妊娠したとき、私は勤務医でした。当時の医局は「医者たるもの、3日くらい食べなくても仕事をしていなさい」という世界で、食事も睡眠もままならないほど忙しい毎日を過ごしていました。そんなギリギリの状態のまま、出産日間際まで働き続けていたのです。このときの私は、「卵子が枯れてしまうのではないかしら」と心配になるほど、栄養状態はガタガタでした。

長女が誕生後、私たち夫婦は開業し、まもなく次女を妊娠しました。新しいクリニックの立ち上げのための忙しさもありましたが、長女を育てるため、私たち夫婦は栄養の整った食事を自分たちもするようになっていました。栄養状態のよい両親のもとで生まれてきたのが、次女でした。

卵子も精子も、両親が食べたものを栄養源として成長します。胎児は、母親がとった栄養をそのまま受けとり、1つ1つの細胞にしていきます。

母親の妊娠中の栄養状態が、誕生後の子どもの健康に大きな影響を与えることになっていくのです。

ですから、**時計回りプレートは、今、お母さんをがんばっている女性たちとともに、こ**

**れからお母さんになる女性たちにも実践してほしいと、心から願っています。**

## 「子育てほど夢のある仕事はない」

現在、私は、栄養外来を受診されるたくさんの患者さんに、栄養の大切さと時計回りプレートの実践方法をお伝えしています。

つくり方は第5章で詳しくお話ししますが、とても簡単。独身の男性でも実践している人は、大勢います。ですから、ポイントさえ理解すれば、お父さんでもつくれます。

ただ、子育てにおいて、お母さんは朝ごはんづくりの主導権を手放さないでほしいのです。

「お母さんは、毎日大変なのだから、朝ごはんは手を抜いても大丈夫」

そんな耳ざわりのよいことを言う人がいます。そう言ったほうが、お母さんたちの気持ちに寄り添っている感じがして、受け入れられやすいからでしょう。

でも、その言葉に安心して、お母さんが朝ごはんの大切さをかえりみなかったら、わが子の能力を退化させてしまうことになります。「本物」に育つ素質もつぶしてしまいます。

そうしたら結局のところ、お母さんは子どものあつかいに手を焼き続け、子育てへの悩みも消えず、自分自身が大変な思いをし続けることになるでしょう。

なんでも楽さや便利さがもてはやされる昨今。でも朝ごはんだけは、お母さんのがんばるところです。ここさえがんばっておけば、あとは子どもが自ら育っていきます。

私は、**子育てほど夢があり、人生の徳になる仕事はない**と思っています。

子どもは、お母さんのつくった朝ごはんを食べ、能力をどんどん花開かせていきます。

そうして、子どもが夢見る世界を、お母さんも同じようにワクワクした気持ちで見せてもらうことができるのです。

人の能力は、食事で変わります。子どもの頭の働きは、食べ物しだいでよくもなるし、悪くもなります。両親から受け継いだ遺伝子を目覚めさせるのも育むのも、食事なのです。

もし、持って生まれた遺伝子がその人の素質のすべてなのだとしたら、優秀な親から生まれた子は、優秀に育つはずです。でも、必ずしもそうではないでしょう。

以前、弁護士をしているお父さんに、「子どもがどうしようもなくて、困っている」と相談を受けたことがあります。お父さんは仕事においてはとても優秀な弁護士さんです。話をよく聞くと、奥さんが料理を好きではなく、朝ごはんもほとんどつくらないそうです。

私は、夫婦にそろって、本書でこれからお話しする内容と同じことを伝え、奥さんに、

「朝ごはんを変えれば子どもは絶対によくなる。朝ごはんだけ、がんばってみましょう」と言いました。私の話に納得した奥さんは、翌朝から時計回りプレートをつくり、家族みんなで食べるようになりました。するとその後、子どもは留学し、現在は好きな世界で仕事をがんばっています。それだけではありません。以前は、悪化していた夫婦仲がとてもよくなり、お父さんの弁護士の仕事もますます順調です。

**朝ごはんが人生を変えるのは、子どもだけではありません。**人の能力や愛情は、食事を変えるだけで、何歳になっても大きく高まっていくものなのです。

## 「自分らしさ」を犠牲にする必要はない

あるお母さんが、こんなことを言いました。

「子どもが生まれたときはうれしかった。でも、子どものためにしなければいけないこと、がまんしなければいけないことばかりで、自分の人生が削られていくようです。自分を犠牲にしているみたいで、最近、子どもをうまく愛せなくなりました。怒ってばかりの自分がイヤになります」

「犠牲」とは、つらい言葉です。犠牲と思えば愛がしぼみ、いら立ちがふくらむのは当然の流れです。

今、女性の生き方は多様化しています。

でも、女性はわが子を妊娠したときから「お母さん」になります。社会がどんなに多様化しても、子どもがお母さんに求めるものは、変わりません。「**絶対の愛**」です。

子どもはお母さんのおなかのなかで約40週、全知全能の力のおおもとを備え、この世界に生まれてきました。そして初めて感じたのは、お母さんの匂い、肌の感触、お母さんの放つ空気感。それを体感したとき、「この世界の絶対の愛はお母さん」と感知します。

出産とは、そのことを伝えること。死にもの狂いで出産するなか、お母さんは「私があなたの絶対の愛よ」とわが子に伝えたのです。

そうして子どもは、**自分をこの世に産んでくれたお母さんを「2人称」の存在として脳にインプットします。**お母さんがいるから、自分がいる。自分がいるから、お母さんがいる。子どもにとって、お母さんは自分でもあり、対等の関係。わが身に絶対の愛情を注いでくれて「あたりまえ」の存在なのです。

そんな絶対の愛情をあたりまえに感じられることで、子どもはこの世界こそ「**自分の居場所**」と安心感を覚えることができるのです。

では、お母さんがわが子に絶対の愛を伝えるためには、どうするとよいでしょうか。

お母さん自身も、時計回りプレートを食べることです。

時計回りプレートを食べていると、脳内でよいホルモンがたくさんつくられます。そこには愛情ホルモンや女性ホルモン、幸せホルモンと呼ばれる分泌物があります。こうしたお母さんの愛情や女性らしさ、幸福感を生み出すためにも、栄養が必要です。

反対に、愛情がしぼんできていると感じるのは、それを生み出すだけの栄養がたりていないのです。「子どもの犠牲になっている」と感じ、「自分がすり減っていく」と思うのは、栄養不足によって幸福感をつくるホルモンが出なくなり、脳がネガティブな思考回路を働かせてしまっているだけなのです。

**「お母さん」という仕事と「自分らしく生きる」ということ。この2つは両立できるものです。**むしろ、していきたいものです。

お母さんが楽しそうに生きる背中を、子どもは見ています。子どもはお母さんが楽しそうにしていることが、いちばんうれしいのです。そこに、愛を感じるからです。

時計回りプレートの実践によって、自分らしく生きるエネルギーも、子どもを包み込んであげる愛情も、あふれるほどに生み出せるようになるでしょう。

## 「もっと眠っていたい」は省エネモードの脳が起こす感情

「そうは言ってもなあ」

という声が、私には聞こえてきます。朝は忙しいし、少しでも長く寝ていたい。早起きすると、疲れてしまう。そんなふうに感じるお母さんは多いことでしょう。

脳は、「言い訳をする臓器」です。言い訳をしたくなるネガティブな感情はすべて、脳が生み出しています。

では、なぜ脳は言い訳をするのでしょうか。

ひと言でいえば、やっぱり「栄養がたりていない」のです。

私たちの身体は、とてもすばらしい能力を備えています。そのなかで最優先されるのは、命を守ること。ここが絶対です。

人が口から得たものは腸に届けられ、消化吸収されて血液に運ばれます。その栄養は、命にかかわるところから優先的に回されます。栄養の量がたりていないと、脳は省エネモードをつくり出し、命にかかわらない活動を起こさせないようにするのです。

人の身体にとって、もっとも省エネできるのは寝ること。そして、起きていても活動しないことです。

朝が来たのに「もっと寝ていたい」「布団から出たくない」と思う。「疲れているからやりたくない」「めんどうくさい」と考えてしまう。これらは省エネモードに入った脳がつくり出しているネガティブな感情なのです。

身体がゴロゴロ・ダラダラして活動を起こさないでいてくれれば、命にかかわる最低限のエネルギーを脳は確保できます。

そのため脳は、「できない理由」を次々に思いつかせ、言い訳を正当化していきます。これは、命を守ろうとする人間の本能ともいえるのでしょう。

つまり、「朝ごはんをつくるのは大変」と感じるのは、お母さん自身の栄養がたりていないことを示す脳からのSOS。そうだとするならば、朝ごはんをつくって家族と一緒に食べる十分すぎる理由が、お母さん自身にもある、ということです。

しかも、お母さんが言い訳をすればするほど、子どもの能力を退化させていくことになります。お母さんが言い訳をして、栄養のかたよった朝ごはんをつくれば、子どもも必然的に栄養不足に陥るからです。

あなたは、子どもをどのように育てたいですか?

**「この世界は、楽しいことばかりだ!」と考える、ポジティブな思考の持ち主に育ってほしい**と思いませんか。**なんでも自分で気づき、自分で率先してとり組んでいく自主性のあ**

**る子になってほしい**と思っているのではないですか。
それならば、お母さん自身が栄養不足をまず改善することです。
そのためにも、まずはお母さん自身も朝ごはんをきちんと食べましょうね。

## プロローグ



## 第1章

## 子どもの未来は、朝ごはんで決まる！――033

## 第4章 子どもの性格は、食べたものでつくられる――111

## 第5章 「時計回りプレート」が子どもの未来を変える

# 第1章

# 子どもの未来は、朝ごはんで決まる!

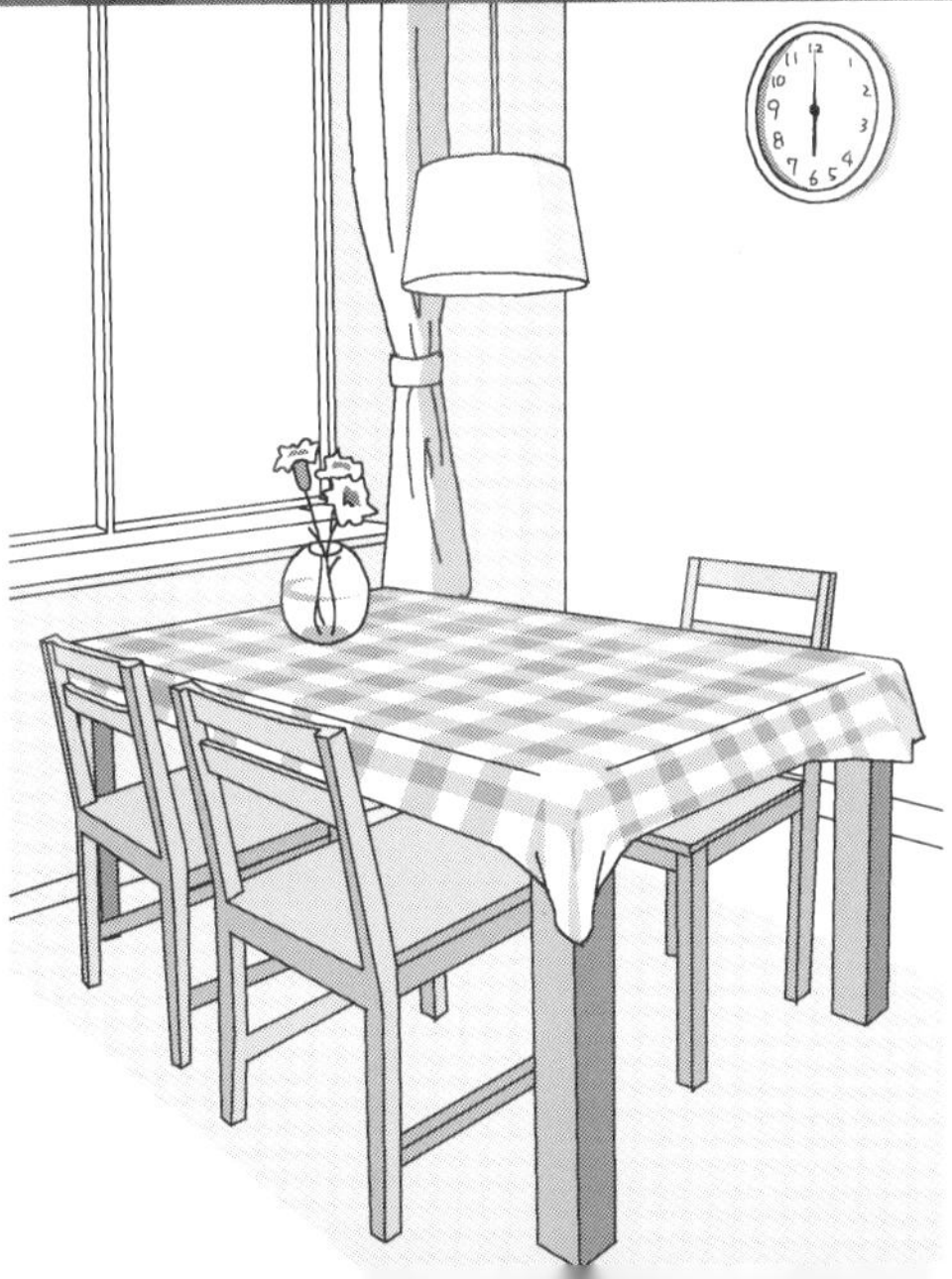

# 「朝起きられないのは、身体が「ガス欠」だから」

先日の話です。私のクリニックの栄養外来を、ある母子が受診しました。小学3年生になるその少年は、朝も起きられず、授業中も居眠りし、帰宅後もゴロゴロと過ごすそうです。

お母さんは、息子のやる気を引き出せないことに悩んでいました。お母さんは、せめて授業中は居眠りしないようにと、夜の10時には布団に入れるそうですが、睡眠時間をしっかりとっても、居眠りは直らないとのことでした。

私はお母さんに尋ねました。

「朝ごはんは食べていますか」

「朝は、ちゃんと用意しています。いちばん多いのは、サラダと目玉焼き、スープ、パンです。私は料理が好きで、食事で息子が変わるならと思って、ここに来ました」

「お料理がお好きなのですね。サラダはどんな野菜を使っていますか」

「今朝はレンコンとヒジキ、千切りニンジンを子どもが食べやすいようにマヨネーズとめんつゆであえた和風サラダです。昨日はコールスローです」

「朝から手が込んでいますね。毎朝つくっているのですか」

「いいえ。朝は忙しいので、つくり置きをしています」

「スープには、どんな野菜を入れていますか」

「タマネギやワカメ、ベーコンなど……。コーンスープも多いです」

「すごいですね。朝からトウモロコシの下処理から始めるのですか」

「いいえ。だいたいレトルトのコーンスープを温めています」

「では、パンは手づくりなのですね。お母さんがつくった手づくりパンの香りで目覚められるなんて、お子さんは幸せですね」

「そんな、朝からパンを手づくりなんてできませんよ。買ってきたパンです」

「じゃあ、お母さんが今朝つくったのは？」

「目玉焼き、だけ、ですね」

そう言うと、お母さんは恥ずかしそうにはにかみました。

サラダと目玉焼き、スープ、パン。とても一般的な朝食のメニューです。

しかし、これでは、人が1日を意欲的に過ごす栄養素がたりません。子どもが居眠りをしてしまうのは、起きているだけのエネルギーが不足しているからです。

**少ないエネルギーで朝起きるのは大変なことです。**それでもがんばって起き上がり、少ないエネルギーで活動を始めても、意欲や気力を高めることはできません。

この状態をたとえるなら、ガス欠を起こしかかった車のようなもの。アクセルを勢いよく踏んでしまえば、いつ車が止まるかわかりません。徐行運転でノロノロと走っていれば、なんとか先に進むこともできます。でも、時間内に目的地に着く、という成果ははてしなく遠いところにあります。この状態で学校へ行って勉強しても、集中して授業を聞けないどころか、眠くなってしまうのは自然なことなのです。

## 鉄が不足すると、朝がつらくなる

朝起きられない、疲れやすい、よくゴロゴロダラダラとしている子に、まず必要な栄養素があります。

それは、**鉄**です。

栄養外来の患者さんの血液を調べると、ほぼ100パーセントが鉄不足です。現代人の鉄不足は深刻な状態です。それは、疲れている人や朝が苦手な人の多さにも現れています。

なぜ、鉄が不足すると、疲れやすく、朝起きられない心身になるのでしょうか。

エネルギーがたりなくなるためです。

人が身体や脳を動かすには、たくさんのエネルギーが必要です。十分な量のエネルギーを生み出すには、大量の酸素が必要です。エネルギーの産生には酸素が使われるからです。私たちが呼吸から得た酸素は、血液中の**ヘモグロビン**という赤い色素と結びつき、全身に運ばれて、エネルギーの産生に使われます。

そのため、ヘモグロビンが減ってしまうと、エネルギーの産生量も減ってしまいます。反対にエネルギーの産生量を増やすには、ヘモグロビンを増やしてあげればよいのです。

このヘモグロビンをつくる材料になるのが、鉄です。

「朝、子どもが起きてくれない」と悩むお母さんたちが大勢います。朝起こすだけでヘトヘトというお母さんも多いでしょう。

でも、**正しく言えば「起きない」のではなく、「起きてはいけない」状態なのです**。鉄不足によってエネルギーの産生力が下がっている状態だからです。脳が省エネモードに入り、生命活動に必要なエネルギーを確保しているのです。

それなのに、お母さんが毎朝「起きなさい！」と叱り、たたき起こしていれば、子どもの心に劣等感を生み、能力を低下させることになってしまいます。お母さんは毎朝疲れてイライラし、子どもは自信を失っていく。そんな恐ろしい負のスパイラルが、鉄というたった1つの栄養素の不足によって起こってくるのです。

## ホウレン草だけでは鉄の補給はできない

人間は本来、昼行性です。昼に行動し、夜は休む性質を持っています。朝は元気に起き、ごはんをしっかり食べ、「行ってきます」とはりきって出かけていくのは、人の本能でもあり、自然なことです。

これができなくなっている、というのは、明らかに鉄がたりなくて、エネルギーを十分につくれなくなっているから。まずはここの改善が必要です。

**鉄が十分にたりてくれれば、お母さんが朝起こさなくても、1人で起きてくるようになるでしょう。**エネルギーを生み出す力が高まり、脳の省エネモードが解除され、「起きたい」「動きたい」という欲求が高まるからです。こうなれば、布団のなかでいつまでもヌクヌクなどしていられなくなります。

では、鉄を補給するには、どんなものを食べるとよいのでしょうか。

食品中の鉄は、**「ヘム鉄」**と**「非ヘム鉄」**の2種類があります。

ヘム鉄は、動物性の食品に含まれる鉄で、たんぱく質と結びついています。

非ヘム鉄は、植物性の食品に含まれる鉄で、たんぱく質と結合していません。

たんぱく質と結びついているかどうかで、鉄の吸収率は違ってきます。ヘム鉄は15〜30

パーセントが吸収されますが、非ヘム鉄は5パーセント以下しか吸収されないのです。

ですから、鉄は動物性の食品からとるのが効率的です。

ただ、それだけで十分な量を補給するのは大変です。不足分は、非ヘム鉄から補います。

非ヘム鉄は、ヘム鉄と一緒にとりましょう。こうすると吸収率を高められるのです。

また、ビタミンCも非ヘム鉄の吸収をよくしてくれます。ビタミンCは、レモンやオレンジなどの柑橘類、キウイ、イチゴなどの果物に豊富です。

「毎日のようにホウレン草を食べさせている。だから、鉄はとれている」と言うお母さんがいます。でも、ホウレン草だけでは鉄の摂取量は少ないままです。

けれども、ホウレン草にカツオ節をたっぷりのせてあげたり、デザートにイチゴやキウイを用意してあげると、鉄の吸収率をいっきに高めることができます。食品は組み合わせによって、栄養の摂取量を大きく増やせるものなのです。


《ヘム鉄の豊富な食べ物》マグロ、カツオ、イワシ、アジ、カキ、アサリ、シジミ、赤貝、レバー、赤身の肉など

《非ヘム鉄の豊富な食べ物》ホウレン草、小松菜、春菊、ヒジキ、納豆、豆腐、大豆、枝

豆、切り干し大根、プルーン、卵など

## 人の能力は、鉄とビタミンB群で決まる

鉄とともにエネルギーの産生にかかせないのが、**ビタミンB群**です。

鉄とビタミンB群を毎朝とれるようになると、エネルギー量が増えます。すると、子どもの表情が変わってくるでしょう。

「毎日が楽しい！」「私ってすごいんだよ。今日、こんなことができたの」と言うようになってきます。身体の底から力がわき、思考がポジティブに働くようになってきた合図となる言葉です。

生まれ持った能力が育っていく状態が整った、とも言えるでしょう。

その原動力となるエネルギーは、いったい身体のどこで生み出されるのでしょうか。身体を構成する60兆個の細胞、それぞれのなかでつくられます。

細胞には、エネルギーをつくり出す2つの「工場」があります。

1つは、**ブドウ糖（グルコース）**をスターターにエネルギーをつくり出す工場です。

ここでは、呼吸や心臓の働きなど、生命活動に使われるギリギリの量のエネルギーがつ

くられます。

どんな食事であっても、ここまでのエネルギーは生み出せます。すべての食材にブドウ糖は含まれるからです。ブドウ糖さえとっていれば、それを燃料に最低限のエネルギーをつくり出すことができます。

ただし、その量だけでは生命を保つだけでせいいっぱい。ガス欠ギリギリの状態です。子どものやる気を引き出すには、もっともっとたくさんのエネルギーが必要です。

そこで必要になるのが、鉄とビタミンB群です。この2つがあると、**ミトコンドリア**のなかのエネルギー工場が活発に動き出すからです。

ミトコンドリアとは細胞のなかにある小器官で、酸素を使って大量のエネルギーを生み出す働きを持ちます。その工場を働かせるとき、鉄とビタミンB群が欠かせないのです。

ミトコンドリアが産生するエネルギーは膨大です。ブドウ糖が産生する最低限のエネルギーのなんと19倍も生み出します。

しかも、1つの細胞のなかには、数百から数千個ものミトコンドリアがあります。それらの工場すべてを動かせるだけの鉄とビタミンB群があれば、

「60兆個（細胞数）×数百〜数千（1つの細胞内のミトコンドリア数）」

という、とてつもない量のエネルギーを生み出せるようになるのです。

ブドウ糖だけで生み出される最低限のエネルギーで生きるのか、それとも鉄とビタミンB群を使って最大のエネルギーをつくれる身体になるのか。この違いが、その人の能力の違いとなって現れるのです。

## 「めんどう」という口ぐせは、エネルギー不足の証

子どもは幼いころ「自分でやりたい！」「なんで？　どうして？」という言葉をよく口にします。何にでも好奇心を強く働かせ、意欲的である証拠です。これは、すごいことです。

ところが、成長とともに「やりたくない」「どうでもいい」「めんどうくさい」などと言うことが多くなります。

この言葉の変化こそ、エネルギー量の減少を表します。

子どもは幼いほど身体がまだ小さく、エネルギーもたくさんは必要ありません。栄養もめぐりやすいのです。たとえ栄養の摂取量が少なくても、好奇心を働かせられるエネルギーを十分に生み出していけます。しかし、身体が大きくなり、活動量が増えるほど、エネ

ルギー不足がダイレクトに響くようになります。

加えて、幼い子どもの身体は、新陳代謝のスピードが速いということがあります。**3カ月あれば、新旧の細胞がすべて入れかわり、細胞1つ1つがフレッシュになるのです。**

これに対して大人は、1年かかります。古い細胞が多いのです。しかも、食事からとり続けてしまった過剰な物質が、その年数のぶんだけたまっています。細胞を傷つける有害物質なども蓄積していきます。

このとき、それを排除できる栄養素が血液中をめぐっていればよいのですが、そうでないと細胞の働きは悪いまま。そうしたひずみも、疲労感や倦怠《けんたい》感などを引き起こします。

成長とともに、「やりたい」より「やりたくない」という言葉が増えていくのは、鉄とビタミンB群の不足でエネルギー量が減っていることに加え、劣化した細胞を改善させるだけの栄養がたりていないことに一因があったのです。

毎日同じものを食べているのに、子どもは活発に動いている一方、お母さんがぐったり疲れてしまう理由も、ここにあります。子どもと大人では、栄養素の必要量が違うのです。

## エネルギー量を増やすには、エビ・イカ・タコがいい

では、エネルギー量を増やすには、どんなものを食べるとよいでしょうか。

ビタミンB群は色の濃い緑黄色野菜にも含まれます。でも、それ以上に豊富なのは、貝類、エビ、イカ、タコです。これらは毎日でも食べたい食品たちです。

おすすめの食べ方は、生。新鮮なものを生のまま食べると、摂取量を増やせます。ビタミンB群は水溶性という性質を持っているからです。水に溶け出しやすいのです。そのため、煮込んだり、ゆでたりすると、流れ出てしまいます。アサリなどの貝類を料理に使うときには、汁まで飲める料理にすることです。

同じものを料理の材料に使っていても、最適な調理法を知っているかどうかで、栄養素の摂取量はまったく違ってきます。

時計回りプレートでは、栄養素をむだなく摂取できるよう、工夫しています。それでも調理時間は家族みんなのぶんをつくっても30分。この時間を設けるかどうかで、子どもの未来を大きく左右することになります。

## 頭をよくする食べ物は、イチゴと刺し身

「頭がよくなる食べ物って、あるのですか」

これもよく尋ねられる質問です。頭がよくなる食材は、あります。

人間の脳は食べ物でよくもなれば、悪くもなるのです。

その科学的根拠を示すため、少しだけ専門的なお話をさせてください。

私たちの脳には、**脳神経由来栄養因子**（ＢＤＮＦ＝Brain Derived Neurotrophic Factor）という液性たんぱく質があります。

これは、神経細胞の発生や成長、維持、修復に働くたんぱく質で、学習や記憶、情動、摂食、糖代謝などにも重要な働きをしています。

ＢＤＮＦが増えると、**海馬**が増大することがわかっています。海馬とは、経験を記憶する装置。**ここの神経細胞を増やせれば、記憶力が高まり、認知力や思考力、創造性を高く育てることができます。**

では、どうすれば脳のＢＤＮＦを増やせるでしょうか。

もっとも大事なのは、食べ物です。ＢＤＮＦは、「葉酸」「ＤＨＡ（ドコサヘキサエン酸）」「フラボノイド」「大豆ペプチド」「ピペリン」という栄養素によって増やすことができま

す。これらの栄養素を豊富に含む、私がおすすめする食品は次のとおりです。

◎葉酸………………イチゴ
◎DHA…………マグロ（とくにトロ）、サンマ、サバ、カツオ、鮭、ブリ、キンキ
◎フラボノイド……大豆、ゴマ、柚子、緑茶
◎大豆ペプチド……納豆、味噌、醤油などの大豆の発酵食品
◎ピペリン…………黒コショウ

このうち、葉酸とDHAはとりかたに注意の必要な栄養素です。

葉酸は、ブロッコリーやホウレン草、芽キャベツ、アスパラガス、モロヘイヤなどにも含まれます。ただし、葉酸もビタミンBの仲間で水溶性の性質を持つため、ゆでると多くが失われます。一方、イチゴは生のまま食べられるので、葉酸の摂取には最適な果物。とはいえ、水洗いするだけでも葉酸は流れ出ます。洗ったらすぐに食べましょう。

DHAは、細胞を上質に育てるのに重要な栄養素ですが、熱に弱く、劣化しやすい性質を持ちます。よって、DHAの摂取のためには、生のままがベスト。刺し身で食べるのがよいのです。なお、シラス干しやカツオ節にもDHAは豊富です。

## 「勉強ばかりしても、頭はよくならない」

ＢＤＮＦは、運動によっても増やせます。とくにいいのは、**有酸素運動。脳内の酸素量を増やすと、ＢＤＮＦも多くなります。**

有酸素運動は、軽～中程度の負荷を長時間かけて筋肉を動かし、酸素を使ってエネルギーを消費する運動のこと。具体的には、速足でのウォーキングやサイクリング、水泳、エアロバイクなどです。

一方、運動には無酸素運動もあります。筋力トレーニングや短距離走など、短時間で筋肉を強く動かし、鍛える運動です。

人の身体にはどちらも大切な運動ですが、筋肉量を高めたいと筋トレばかり行う人がいます。これは脳の働きにとってはダメージとなります。脳の血流量が減り、海馬の働きをダウンさせてしまうからです。子どものＢＤＮＦを増やして海馬を増大させるには、一緒に速足で歩いたり、自転車に乗ったり、プールに行ったりするとよいでしょう。

ＢＤＮＦを増やすためには、知的活動も大事です。計算やパズル、脳トレなど、記憶力を使うことをたくさん行うと、ＢＤＮＦが増えてきます。

ただ、多くのお母さんは、知的活動ばかりを重視します。勉強をするから頭がよくなる、と考えているのだと思います。

けれども、子どもの頭をよくするためには、1に栄養、2に運動。そのうえでの知的活動です。第一と第二をおろそかにして勉強ばかりさせても、頭がぐんぐんよくなる、ということはないのです。

## 頭をよくする7つのブレインフード

脳を構成する神経細胞が数を増やすのは、子どものときまでです。

誕生したとき、およそ140億個ある神経細胞は、生後2カ月まではどんどん増え、神経細胞の重量も増えます。脳の重量が増えるのは、神経細胞が大きく育って、細胞間のネットワークも増えるからです。

そして、**神経細胞の数に限ってお話しすると、3歳までに80パーセント、6歳までに90パーセント、20歳で100パーセントが完成します。**いかに神経細胞を増やせるかが、能力の差となって現れてきます。

神経細胞を増やすために必要となるのが、「**ブレインフード**(頭のよい子に育てるための栄養素）」です。どんな栄養素がブレインフードになるでしょうか。

**「鉄」「DHA」「葉酸」「大豆ペプチド」**に、**「たんぱく質」**と**「ビタミンB12」「カカオポリフェノール」**を加えた7つ。これを私はブレインフードと呼びます。

この7つを子ども時代にどれだけしっかりとれたかが、神経細胞の数と重量に大きな影響を与えることになります。では、たんぱく質とビタミンB12とカカオは、どのような食べ物からとるとよいのでしょうか。

まず、神経細胞の材料そのものとなるたんぱく質からお話しします。豊富な食品は、肉や魚介類、卵、大豆食品。このなかで、子どもがとくに好きな食品といえば、肉でしょう。

しかし、肉を毎日のように大量には食べないことです。**飽和脂肪酸**が多いからです。肉を焼いたときに出る脂は、冷めると白く固まります。あれが飽和脂肪酸です。飽和脂肪酸は常温で固まる性質を持っています。

それが血液中に入ると、どうなるでしょうか。

血液をドロドロにし、血液の流れを悪くしてしまうのです。こうなると、十分な量の酸素が脳に届きにくくなり、エネルギーの産生力が低下します。神経細胞の材料をせっかくとったところで、エネルギーがたりなければ、新たな細胞を生み出すことはできません。

それでも肉は、たんぱく質の豊富な食品です。効率的な補給源になります。

このように、メリットとデメリットをあわせ持つ食品は、「ほどほどに食べる」ことが大切です。時計回りプレートにのせる量は、一口大の肉を1～2切れが適量です。

肉を控えたぶん、たんぱく質の補給は、魚介類や大豆食品をメインに行っていきましょう。

ビタミン$B_{12}$は、魚介類や海苔、とくにシジミ、イワシ、カツオ節、アサリ、イクラ、ハマグリ、煮干し、鮭などに豊富です。

カカオポリフェノールは、ココアやチョコレートに豊富です。ただ、ココアやチョコレートは糖分を大量に加えた商品が多く流通しています。子どもが好むのはそうした「あまいココア」や「あまいチョコレート」でしょう。ただし、糖分の多い食品は、前述したように、子どもの能力を退化させてしまう性質を持ちます。

ココアを飲ませるときには、糖分を含まない純度の高いココアパウダーを買ってきて、お母さんの手で砂糖を少量だけ加えてあげましょう。「目に見えない糖」をできる限り避けることも、子どもの能力を退化させないために大切です。

チョコレートも食べさせるならば、あまいミルクチョコレートなどは避け、カカオ量の多い良質なものを少量だけ与えるとよいと思います。

## 「忘れ物が多いのは、海馬からのSOS」

**人の記憶をつかさどる海馬は、「一度傷つくと、その傷はもとに戻らない」**という性質を持ちます。それなのに、脳のもっとも奥、血液が届きにくい場所に位置するのです。栄養が届きにくく、そのために傷つきやすいのが海馬です。

忘れ物が多い。忘れっぽい。

これも、お母さんたちをたびたび悩ませる子どもの性格の1つです。

でも、**子どもの忘れ物は、絶対に叱ってはいけません**。忘れ物をするのは、その子が悪いわけではないからです。海馬に必要な栄養が届いていないために起こる症状です。「栄養不足で海馬が傷つきやすい状態にある」ことをお母さんに教えている、SOS信号とも考えられるでしょう。

ですから、子どもが忘れ物をしたり、大切なことを忘れてしまったり、勉強での覚えが悪かったりしたら、このSOSをしっかりキャッチすることです。ただちに食事を変えて、海馬に栄養がしっかり届くようにしていきましょう。

ところがお母さんのなかには、「なんで忘れ物をするの！」「どうしてそんなに忘れっぽいの！」と怒ってしまう人がいます。これは絶対にやってはいけないことです。

子どもが忘れっぽいのは、注意散漫だからではなく、**海馬に必要な栄養が届いていないから。**子ども自身には、どうにもできないことなのです。

## うま味成分が子どもの忘れ物を防ぐ

まず、海馬の働きそのものをよくする栄養素があります。それは、「グルタミン酸」です。グルタミン酸は、**「海馬神経伝達物質」**として脳のなかで働きます。

この栄養素は、うま味成分の1つです。昆布などの海藻、シイタケ、イワシ、白菜、トマトなどに多く含まれます。味噌汁には昆布だしをとって白菜を具に加え、朝食にトマトやシイタケ、シラス干しを出してあげる。日々のこうした食事によって、子どもの忘れっぽさは落ち着いてくるはずです。

また、生活から海馬の働きをよくしていくこともできます。

**第一に大切なのは、刺激的な環境です。**田舎よりも都会のほうが刺激は大きくなります。歩いているだけで、さまざまな情報が脳に飛び込んでくるからです。ですから、休日には家のなかで過ごすより、街に出かけていくとよいでしょう。また、身体と脳をたくさん使うアウトドアも海馬の活性化に役立ちます。

人と会話をしたり、異性と接したり、適度に身体を動かしたり、軽いダイエットをしたりすることも、海馬を発達させます。

**硬いものをしっかり噛むことも、海馬の働きには重要です。**やわらかいものばかりでなく、よく噛まなければ飲み込めないものを、子どもには適度に食べさせましょう。

反対に、心身のストレスは海馬を委縮させます。なお、大人の場合、お酒の飲みすぎも海馬を傷つけることになるので、注意しましょう。

## 間違った食事では、子どもの能力は上がらない

以上のように栄養の整った朝ごはんを毎日食べていると、子どもは脳を発達させていく土台を築くことができます。この土台のうえに勉強をするから、能力が高くなるのです。

そのための時計回りプレートです。

時計回りプレートとはどのようなものか、詳しくは第5章で説明しています。

いろいろな料理がそれぞれのポジションにのっているので、「つくるのが大変そう」と

感じるお母さんは多いでしょう。完成した見た目は、とっても豪華です。

では、1つ1つの料理をよく見てください。最低限の手しか加えていません。**調理法は極めてシンプル。**たとえば、生野菜はサッと洗って、決められたポジションにポンとのせるだけです。

とにかく1度つくってみてください。いつもの調理よりずっと楽だと感じるはずです。

私たちの身体は、脳も心理状態も含めてすべてが食べたものからつくられています。毎日、時間をかけて食事をつくっているのに、自分も家族も心身の状態が上向かない。そう感じるならば、その方法が「間違っている」ということです。

**料理は、がんばって手間ひまかけてつくるほど、栄養素を壊しやすくなります。**加熱や保存の時間が長くなると、大切な栄養素を殺してしまうことになるのです。

最近、つくり置きの料理が人気ですが、私はおすすめしません。壊れた栄養素を食べることになるからです。つくり置き料理では、ゆでたり煮つめたりすると思いますが、とくにビタミンB群とビタミンCは、水溶性です。保存時間が長くなるほど、大切な栄養素を失った食べ物になってしまうのです。

多くの女性が出産する回数は、せいぜい1回か2回。昔の女性のように5人も10人も子どもを産むわけではありません。わずか数回しかない母親業。がんばるところを間違えないでほしいと願います。**わが子の未来を思えば、子育てに失敗は許されないのです。**

朝、1日の活動に必要なエネルギーと栄養素がとれたかで、その子の発揮できる能力はまるで違ってきます。お母さんは時計回りプレートを家族と一緒に食べたら、あとは子どもが自ら能力を伸ばしていく姿を、ただただ愛《いと》おしい気持ちで見守っていけばよいのです。

# 第2章

# お母さんの「愛の器」で、子どもを自由に泳がせたい

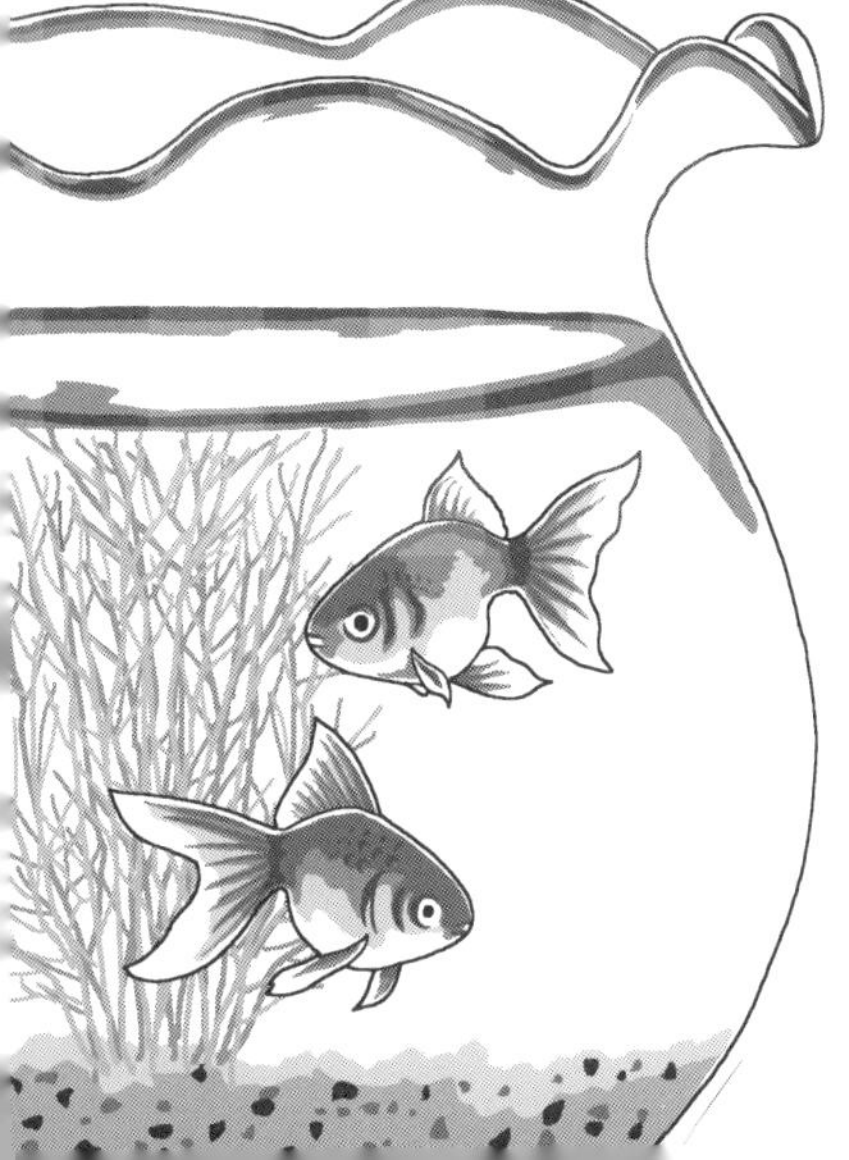

## 「仕事を持つ母は、愛情の深さで育てよう」

昔の人は、**「子どもは3歳まで手もとにおいて、お母さんが育てなさい」**と言いました。

これはある意味、理にかなったことです。

脳の海馬が大きく発達する3歳までに、お母さんがどれだけ愛情を注いだかで、子どもの記憶力は決まってきます。お母さんの愛情が深ければ深いほど、海馬が育つことは科学的にも証明されています。

ただ、仕事などが理由で、3歳になる前に保育園などに預けるお母さんは多いでしょう。

私もそうでした。医者としての仕事があり、幼い娘たちと接する時間を長くは持てませんでした。そのぶん、愛情の深さで娘たちを育てました。

子どもと接する時間が短いならば、愛情の深さで子育てをすればよいのです。

そのお母さんの愛情の広さと深さを、私は**「愛の器」**と呼んでいます。

お母さんは誰もが「愛の器」を持っています。これをどれだけ広く、深く持てるかが、子育てにはとても大切になってきます。本書のサブタイトル**「子育てに必要なのは『栄養』と『愛情』だけ」**の**「愛情」**のところです。

では、愛の器は、何で決まるのでしょうか。人の愛情とは不確かなものではなく、科学的に説明できるものなのです。

それを決めるのは、「**オキシトシン**」の分泌量です。別名「**愛情ホルモン**」。母性愛や、男女の愛情、信頼という心の状態をつくり出すホルモンです。

オキシトシンは、ほ乳類だけが持つホルモン。絶対の愛の感情はここから生まれます。オキシトシンをたくさん分泌できるほど母性を深く、愛の器を大きく保てるのです。

## お母さんの愛の器は、子どもの安全基地

妊娠や出産、授乳などによって、お母さんの脳ではオキシトシンの分泌量が増えます。それが母性愛の源泉となります。

赤ちゃんが、なぜ泣いているのか、昨日と今日と比べて変わったことはないか、ということを1つ1つお母さんが考え、見守っているときにも、オキシトシンが出ています。

「言葉の通じない赤ちゃんの気持ちを理解するのは大変」「でも、なんとかわかってあげたい」「母としてこの子にどうしてあげたらよいのだろう」「そうか、こうしてあげたら、赤ちゃんは喜んでくれるのね」

そんな心の動きが、オキシトシンの分泌量を増やし、愛の器を広く深く育てるのです。

一方、赤ちゃんの脳は、そうした母の愛をしっかりとキャッチしています。お母さんが自分のしてほしいことをしてくれるたびに、

**「自分はいつでもどんなときも受け入れてもらえる」**

と感じます。それが、赤ちゃんの安心感を育みます。

この安心感は、何歳になっても大切です。いつでもどんなときでも受け入れてくれるお母さんの愛の器こそ、子どもにとっての安全基地なのです。

その愛の器のなかでどれだけ自由に泳ぎまわらせてもらったかが、子どもの心を成長させます。それによって子どもの「愛されたい」「守られたい」という愛情欲求が満たされるからです。ここから人格の土台がつくられていくのです。

また、絶対の愛情が自分にどれだけ注がれたかが、その人の一生の愛情量を決めることにもなります。

**人は、自分が母親から愛されたように人を愛します。そして、わが子を愛し、自分が育てられたように子を育てます。**これも、母親の愛情が絶対であるがゆえです。

## 過保護も過干渉も放任も放置もいけない

人は、大きな愛というくくりのなかで、自由に生きていたいものです。

それは、男女の関係でもそうでしょう。小さな愛の器のなかで束縛されると、そこから逃げ出したくなります。誰も束縛などされたくありません。

でも、愛の器そのものがなくても、愛を感じることができません。それは、無関心だからです。自分に無関心な人を、愛し続けることもまたできないのです。

これは、子育てでも同じです。過保護も過干渉も子どもに窮屈で苦しい思いをさせますが、放任や放置をしては、子どもは愛情を感じることができないのです。

器を広く深くするほど、魚は自由に気持ちよさそうに泳ぎ回り、健康にのびのびと大きくなります。子育てもそのイメージ。自由度が高ければ高いほど、人は成長できます。

ただ、器の存在を感じられなくなると、子どもは不安になります。絶対の愛情が失われたように感じるからです。どこに向かえばよいのか、目的地を見失いやすくもなります。

お母さんの愛の器は、絶対の愛情によってつくられるもの。それを実感できる安全基地があるからこそ、子どもはのびのびと能力を育んでいけるのです。

成長とともに子どもはお母さんの愛の器を飛び越え、どこかへ行こうとするでしょう。

そんなときには、心配しないで見守ることです。**お母さんの愛の器が安全基地と知っていれば、必ず戻ってきます。**そうやって、何度も外に行っては帰ってくることをくり返しながら、子どもは自立の練習をし、大人になっていきます。

愛の器がゆるぎないほど頑丈で、包み込むようにやわらかだからこそ、子どもは新たなチャレンジに真正面から向かっていけるのです。

## 子育てにはゴールがある

子育てには必ず終わりがきます。

その終わりとは、いつでしょうか。私は娘たちに、

「あなたの高校の卒業式が、私の子育ての卒業式ね」

と、高校の入学時から話してきました。

実は、**母親にとっていちばん難しい仕事は、子育てからの卒業です。**

とくに愛の器が大きい人ほど、子どもが大学進学や就職で家を離れていったときに、子育てロスになりやすいのです。ぽっかりとした穴が心にも生活にも空いたような気がして、

寂しさを募らせやすくなります。

また、自立のときが過ぎても、お母さんの愛の器が心地よすぎると、子どもはそこから離れられなくなります。これもよくありません。「お母さんを寂しがらせてはいけない」と、自分の幸せを最優先で考えられなくなるからです。「ここまで愛情をかけてくれた親だから、自分がめんどうみなければいけない」と思ってしまうのです。

親は、子どもの人生の方向性を狂わせるようなことを、すべきではありません。

**子どもが迷いなく自分の道を進めるようにしてあげることが、お母さんの最後で最大の仕事なのです。**

そんなときが、子どもが18歳になったころにやってきます。子育てにはゴールがある。ここを見据えながら、今日も1日、子どもと向き合いましょう。永遠に続くと思うと、大変に感じられることの多い子育ても、終わる日がわかっていれば、1日1日がかけがえのない日に思え、すべてが愛《いと》おしく感じられます。

その愛おしいという感情がまた、あなたの愛の器を広げてくれるのです。

## 「慈愛」という言葉を心の軸に持とう

愛の器をつくってくれるのは、オキシトシンです。このホルモンを増やすことが、愛の器を広く深くします。そのためには、どうするとよいでしょうか。

オキシトシンは、愛情を感じることで分泌されるホルモンです。**最良の方法は、子どもとのスキンシップ。**愛する人とのスキンシップが、オキシトシンの分泌量を増やします。

朝起きて「おはよう」とあいさつしながらハグ、「行ってきます」でハグ、「ただいま」でハグ、「おやすみなさい」でハグ。暇さえあればギュッと抱きしめ、幼いうちは抱っこもたくさんしてあげましょう。抱きグセなんて、気にすることはありません。

スキンシップを母子でたくさんすることで、お母さんのなかではオキシトシンが分泌されて愛の器が広がり、子どもは海馬を発達させて記憶力を高めていくのです。

なお、オキシトシンはまわりに優しくすることでも分泌されます。

女性向けのセミナーで、私がよく言う言葉があります。

**「私たち女性は、マリアの心で生きましょう」**

宗教の話をしているのではありません。聖母マリアは、無償の愛、見返りない愛のシンボル。ひと言で表すと「**慈愛**」の女性です。

「慈愛で生きる」。この言葉を心のなかに置いてみてください。その心であなたの世界を見ましょう。不思議と心がおだやかになり、ちょっとしたことにカッとしたり、不安になったりしなくなります。子どもをむやみに叱ることもなくなり、夫に感じるストレスもやわらぐでしょう。慈愛という言葉は、人の心を優しくおだやかにしてくれます。

**愛は無償で注ぐものであり、欲するものではない。見返りを求めるものでもない。**慈愛という言葉が、そのことを教えてくれるからでしょう。

最近、欲する愛の持ち主がとても多くなっています。誰かに愛を注いだら、そのぶん以上に返ってこないと不満に感じてしまう。そんな多くの見返りを求める人を、私は「欲する愛の人」と呼んでいます。

欲する愛の人が幸せになるのは、難しいことです。無償の愛を自分が願うように注いでくれる人と出会わない限り、心が満たされず、相手に不満を感じてしまうからです。でも、無償の愛を注げる人は、欲する愛の人と友人になっても、結婚をしたいとは思わないでしょう。欲する愛の人は愛の器が狭く、窮屈な愛し方をするからです。

今、日本人の未婚率が高くなっているのも、欲する愛の人が増えている現れです。

子どものころに愛情欲求を満たされないまま大人になると、欲する愛の人になります。その欲求が強くなるほど無償の愛を探し、一生をさまようことになるのです。

## 時計回りプレートが、無償の愛の形になる

無償の愛を注ぐ。そのために、お母さんが家族にしたい行動とは、とてもシンプルです。今より30分だけ早起きして、家族のために時計回りプレートをつくる。それだけで、子どもや夫は、あなたからの無償の愛を感じるでしょう。

「自分のために、朝からこんなに立派なごはんをつくってくれる」

その喜びは、愛という形で伝わります。

これは、朝だからこそ起こる感情です。お母さんがつくってくれた朝ごはんを食べると、自分は外の世界でこんなにがんばれる。それは言葉に表現されなくても、自信という形となって、子どもに備わります。自己肯定感が高まるのです。

そして、子どもが自立したのち、行動となって表現されるでしょう。「**朝ごはんを食べないと、力が出ないんだよね**」と、時計回りプレートを自分のためにつくり出すはずです。お母さんががんばってきたことを、子どもが最高の形で評価してくれた瞬間です。こんなに頼もしく、うれしいことはないでしょう。

わが家も、今では娘たちが立派な時計回りプレートをつくり、医学部のハードな勉強さえ「楽しくてしかたがない」とがんばる原動力にしています。しかも、「お母さんも食べ

てね」と私のぶんもつくってくれます。

夫も、「あのお店で食べたあの味を再現したいんだよね」と、とても凝った時計回りプレートを、家族みんなのぶんを用意してくれるようになりました。かつて夫は、料理をまったくしませんでした。キッチンに入ることもありませんでした。ところが今は自らキッチンに立ち、食事づくりという形でも、無償の愛を家族に注いでくれています。

**愛は欲しなくても、注ぎ続けていれば、いつか必ず返ってきます。**無償の愛は、無償の愛の形で戻ってくるものなのです。

## 友だちから好かれる性格になる

「1人の人間としてお母さんから認められている」という喜びは、ポジティブな思考や積極性、主体性、責任感を育てます。

そして、**「人に好かれる性格」**も築いてくれます。

お友だちと仲よくできるかどうか。これもお母さんたちの大きな関心事の1つでしょう。大きな愛を感じさせる子のまわりには、みんなが行きたいと思います。愛に包まれたいからです。一方で、「たくさんのお友だちに好かれている」ということは、自分でもわかり、大きな自信にもなります。

学校という集団は、子どもに窮屈で苦しい思いをさせることもあるでしょう。先生との関係、お友だちとの関係は、葛藤や摩擦を起こしやすいからです。

**人の悩みの9割は人間関係にある**、といいます。学校という狭い世界で生きる子どもたちにとって、人間関係を上手に築けるかどうかは、学校を居心地のよい場所にできるかどうかという大問題に直結しています。

そのためにも、お母さんの愛の器が重要なのです。人に好かれる性格は、お母さんの愛の器の大きさがつくるものだからです。**母親の愛情量が、子どもの愛情量を決めるのです。**

お母さんの愛の器が小さかったり、愛情量が不足していたりすると、競争心の強い子になります。「認めてもらいたい」という気持ちが強くて、「自分のほうがすごい、強い」とアピールする心理を生み出すためです。他者と競争する心理は、自分より弱そうな子を見つけ、一方的に見下すような言葉を投げつけるような行動も起こします。

子どもどうしのマウンティングはこうして起こり、それが高じるといじめへと発展していくのです。

わが子のまわりでいじめは起こってほしくない、とはすべてのお母さんの願いでしょう。いじめる子にも、いじめられる子にもなってほしくありません。それを防げるのも、お母さんの愛の器の力なのです。

## 「お母さんの愛の器には世界を変える力がある」

わが子を愛情量の豊かな子にしてあげることは、いじめる子にもいじめられる子にもしない、大切なこと。しかも、子どものまわりで起こるいじめを防ぐ力もあります。

私の娘は2人とも、ほんわかしたやわらかな雰囲気を持っています。自分に主体があって、人との競争には興味がまるでないからでしょう。

クラスには、ちょっと変わったことを言ったりやったりする子が、必ずいます。こうした子は、非難の対象になりやすいものですが、そんなとき、娘たちはこう言ったそうです。

「彼は彼なんだから、それでいいんじゃないかな。そういう人がいてもいいと思う」

人は人、自分は自分。それぞれに個性があるのだから、認め合おうよ。そんな言葉を言えるのは、**自分を主軸に物事を考えられるからです**。

彼女たちは、誰かと張り合うことをしないけれども、意志をはっきり示します。まわりも「あの子がそう言うなら、そうなんだな」と、やがてネガティブな言葉を発しなくなります。そうして、彼女たちは彼女たちの愛の器でクラスメートを包んでいきます。すると、クラスのなかでの競争が消えていきます。

娘たちの担任の先生から、「西山さんがいるとクラスの雰囲気がとてもよくなり、学年でもいじめがなくなっていく」とよく言われました。彼女たちのまわりでは、互いに認め合う言葉が増えていくからなのでしょう。

でも、娘たちが特別な力を持っているわけではありません。すべての子が、本来持って生まれた能力です。それを育むのが、お母さんの愛の器。お母さんの愛の器の大きさしだいで、子どもは自分のいる場所を自らの力で居心地のよい環境へと変える能力を高めていくのです。

**お母さんの愛の器には、社会を変える力があります。**この力を世界中のお母さんが発揮すれば、平和が壊されることはないはず。こんなすばらしい仕事を、お母さんは子育てを通して行っています。私たち母親は、このことにもっと誇りを持つべきと思うのです。

## 愛の器が女性を美しくする

オキシトシンをしっかり出すことは、子どものためだけではありません。お母さんのためでもあります。**とても美しくなれるのです。**

「子どもを産んでから、自分のことが後回しになり、どんどん老けてきた」

そう言うお母さんがたくさんいます。もし、そんなふうに感じているならば、オキシトシンの分泌量が減っているのは明らか。子育てがお母さんを老け込ませるのではありません。オキシトシンの分泌が悪くなっているから、女性は老けるのです。

オキシトシンは、女性ホルモンの**エストロゲン**と連動して分泌されます。エストロゲンは、女性らしい美しさと潤いをもたらすホルモン。オキシトシンが増えるとエストロゲンも増え、女性は自然とどんどんきれいになっていくのです。

ある患者さんが私のクリニックへ初めてきたとき、一目でオキシトシンもエストロゲンも減らしていることがわかりました。顔が茶色にくすみ、幸せそうな雰囲気がまるでないのです。子育てに悩んでいるだけでなく、夫婦関係がうまくいっていないことにいら立ちを感じているようでした。

彼女は初診の翌朝から、朝食を時計回りプレートに変え、子どもとのハグを積極的にし、「慈愛」という言葉を意識して生活することを心がけました。

夫の言動に不満を感じても、「慈愛、慈愛」と合言葉のように自分に言い聞かせました。

彼女も欲する愛の人でした。「幸せにしてもらう」ことばかり求めていましたが、子どもにも夫にも無償の愛を注ぐと決めたのです。

1カ月後の再診時、彼女はすっかり変わっていました。肌に透明感が出て、表情もやわらかくなっていました。初診時は茶系の暗い色の服装だったのが、花の刺繍のある白のニットを着て、女性らしさや優しさが現れていました。

1年後に再び会ったときには、体重を10キロ近くも減らしていました。ダイエットなどはとくにしていないのに、毎朝時計回りプレートを食べていたら、自分でも気づかないくらいに少しずつ体重が落ちていったそうです。**エネルギーの産生量が増えるので、時計回りプレートを毎朝食べると、むだな脂肪を減らせるのです。**

「人生が変わりました。今は子育てのすべてが楽しいし、子どもたちを素直にかわいいと思えるようになった。夫との仲もよくなりました。以前は、離婚の二文字が頭からどうしても消えなかったのに、今は次の休日、みんなで何をしようかな、どこに行こうかなということばかり考えています。毎日が本当に楽しい」

こうした変化は、誰にでも起こります。オキシトシンで愛の器を大きくするだけで、女性の人生はどんどん幸せに豊かに華やいできます。こんなにすばらしいホルモンを、お母さんは大量に分泌できるのです。

# 第3章

# 朝の団らんが子どもの自己肯定感を高くする

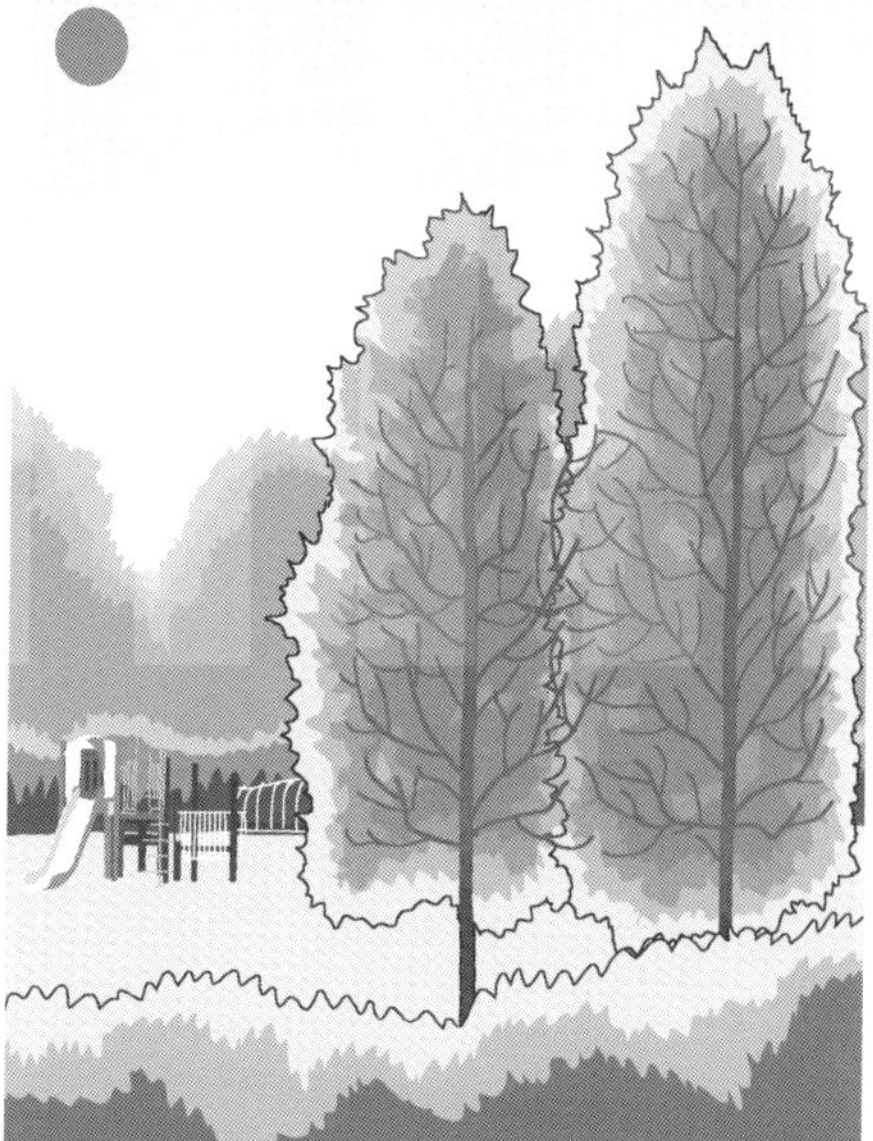

## 育ちは生まれを超える

育ちは生まれを超える。

これは真実です。子どもは親を超える力を持って生まれてきています。人間社会がここまで発展したのは、育ちが生まれを超えてきたからです。

ただし、そこには必要なことがあります。お母さんの言葉です。

**「自分は愛され、信頼され、受け入れられている」**

この自己肯定感の高さが、育ちが生まれを超えることには欠かせません。そして、子どもの自己肯定感を高められるのは、お母さんの言葉なのです。

自己肯定感が高いと、まわりを大切にする気持ちも高まります。自分を尊重するように、他者も尊重できるようになるからです。すると、人から愛される人間になります。

思考回路も変わります。**「人生には、楽しいことがいっぱい」**とポジティブになり、他と自分を比べることがなくなります。他者と自分を比較しなければ、劣等感もストレスも生じません。

「隣の芝生は青く見える」と言いますが、他人をうらやましいと感じるのは、自己肯定感が低いことで起こる感情です。自己肯定感が高ければ、「自分の人生こそ最高」と素直に感じられるからです。

この自己肯定感の高さが、育ちが生まれを超える原動力となります。好奇心にしたがって、失敗を恐れず、新しいことにどんどんチャレンジしていく精神が築かれていきます。

そのためには、お母さんの言葉が大切なのです。

## お母さんの言葉は、子どもの自己評価となる

なぜ、お母さんの言葉が自己肯定感を高めるために必要なのでしょうか。

**お母さんの言葉を、子どもは自らの自己評価とするからです。**その自己評価は、生涯にわたって続きます。そして無意識にも、自己評価に見合う行動をとるようになるのです。

お母さんの言葉が子どもの自己評価になるのは、お母さんが２人称の存在だからです。

お母さんは自分の分身で、自分の世界を共有してくれる人。まだ多くの言葉を知らず、思考の未熟な子どもにとって、「あなたはこういう子」というお母さんの言葉は、絶対です。

**「言霊《ことだま》」**という言葉があります。これは、言葉に宿っている不思議な力のこと。古くから、言葉には言霊があり、発した言葉どおりの結果がもたらされると信じられてきました。こ

うお話しすると非科学的なようですが、言霊とは科学的に説明できる能力です。

口と脳は、頭蓋骨のなかに収められたとても近い存在です。**自分が口にした言葉は、脳にダイレクトに響き、反応します。**人の行動は、脳に支配されています。そのため、私たちは脳が考えたように行動します。自分が発する言葉の力は、どんなに有名な格言より、人の思考と行動に影響を与えるのです。

幼い子にとって、お母さんが口にした言葉もダイレクトに脳に響きます。そして、お母さんが「あなたは、こんな子ね」と声をかけるたび、自己評価として定着していくのです。お母さんが、「あなたがとても大切」と言い続ければ、子どもは自分を大切にするようになります。「あなたがいてくれて、幸せ」と言えば、自分の存在こそが幸せだと感じる子になるでしょう。「がんばり屋さんで、お母さんはとても誇らしい」と言えば、子どもは自らがんばる子になるのです。

お母さんの言葉1つで、子どもは変わる。**これほどやりがいがあり、徳の高い仕事が他にあるでしょうか。**

# 「否定」の言葉は、子どもを一生苦しめる

反対にこんな言葉を言ってはいないでしょうか。たとえば、子どもが「こんなふうになりたいな」「こんなことをやってみたいな」と言ったとき。

「夢みたいなことばかり言って」

「そんなのは無理」

「どうせ、失敗するに決まっている」

「本当に続けられるの？」

「くだらないことばかり言っていないで、目の前のことをまずやりなさい」

「自分のこともまともにできないのに、どうしてそんなことができるの」

なぜ、こんな言葉が出てきてしまうのでしょうか。無意識にも、お母さんが子どもの能力を過小評価しているためです。子どもがお手伝いをしてくれたときにも、

「もうちょっとちゃんとやって」

「こんなこともできないの」

「本当にバカなんだから」

「まったく、あなたはダメねぇ」

こんな言葉も、子どもを自分の支配下にあると思っているときに出てきます。こうした言葉の共通点。それは「否定」です。

否定を含む言葉は、子どもの人生の「毒」となります。お母さんの吐く「毒」を浴びて育ってしまうと、子どもは自分自身が否定されていると感じるようになります。

それがわが子の自己評価となります。「バカ」と言われれば、自分はバカだと思うようになり、「ダメ」と言われれば、自分は価値のない人間だと思い込むようになるのです。自分に自信を持てない、自己肯定感の低い性格はこうして築かれます。

自己肯定感の低い性格は、自己評価が低いぶん、自分を大きく見せて、周囲とのつり合いをとろうとする性格を生み出します。プライドばかりが高くなってしまうのです。

たとえば、友だちが先生にほめられると、「すごいね」と一緒に喜べず、「オレだってそれくらいできるし」と自分を大きく見せたり、「おまえなんか、こんなこともできないじゃないか」と人をおとしめたりします。こうした言葉を発する子が、とても多くなっています。

また、お母さんの「毒」でたくさん心が傷ついてきたので、とても繊細な性格にもなります。そんな心を守るため、人に何かを言われても素直に受け入れられず、「だって」「そんなはずはない」と否定で答えるようになります。

人間関係にストレスを感じやすいので、自分を守ってくれるようなボス的な性格の人に寄っていき、依存心を高めるケースも多く見られます。

反面、他者を心から信じることができません。「嫌われるのではないか」「仲間外れにされるのではないか」「裏切られるのではないか」と、親しい人にも疑いの目を向け、ストレスを感じてしまうのも、「毒」を吐くお母さんに育てられた人の特徴です。

こうした性格になると、生きることがとても大変になります。人は誰もが幸せになるために生まれてきたのに、今ある幸せに目が向かず、つらく苦しいことばかりを重くとらえてしまう性格になるからです。

## わが子を否定してしまう3つの理由

お母さんの言葉は、子どもの未来をつくります。

だからこそ、**お母さんは子どもと話すとき、言葉をきちんと選びましょう。**

でも、「毒」を吐きがちなお母さんは、こう思うでしょう。

「そんなこと、大変で疲れる」「いちいち子どもに気を遣っていられない」

なぜ、そんなふうに思うのでしょうか。理由は3つあります。

1つめは、自分も母親の「毒」を浴びながら育ってきたからです。**人の思考回路は、自ら意識せずに変えることができません。**母親があなたに言い続けてきた否定の言葉。それが自己評価になっていると、わが子へも否定する言葉を使いやすくなります。その呪縛から逃れるには、あなた自身が自分の力で「私は私のままでいい」と自分を優しく抱きしめ、自己肯定感を高めることです。

2つめは、親子をタテの関係だと考えているためです。

上下関係では、上が下を支配することが起こってきます。言うことを聞かないなら、聞くように言葉の力でしたがわせようとする。強く言って聞かせ、高圧的な態度をとる。そのとき、否定的な言葉がたくさんあふれ出します。これを「支配」と呼びます。

でも、子どもはお母さんを「上の存在」とは思っていません。いつだって自分の隣にいて、温かく見守り、ギュッと抱きしめてくれる、絶対の愛情の象徴です。それなのに、お母さんが支配的な態度をとるようになったら、子どもは混乱し、反発します。

**親と子も人と人。横並びの関係であり、対等です。**お母さんは、子どもをひっぱっていこうとがんばる必要はありません。ただ隣にいて、優しく寄り添っていれば、時間はかかっても、子どもは自ら歩いていくのです。

そして3つめ。これが最大の問題点です。**お母さん自身のエネルギーが不足しているの**

**です。**エネルギーがたりなければ、肯定的な言葉は出てきません。人をほめるには、大量のエネルギーが必要だからです。

## 「許す」「見守る」は、エネルギー量の多い人にしかできない

人間が持つ感情のなかで、もっとも難しいもの。それは、「**許す**」ことです。

自分はこうしてほしいのに、子どもは違うことをする。

子どもには立派な人生を送ってほしいのに、まったく勉強をしない。

ゴロゴロとゲームばかりしている。

こんなとき、お母さんたちが感じるのは、「怒り」ではないでしょうか。

怒ることは、許すことよりずっと簡単です。ままならない子どもの言動に、瞬発的に脳内にわき起こってくる感情。それが怒りだからです。脳にとって、なんのコントロールも必要としない、原始的な感情なのです。

一方、許すためには、多くのコントロールが必要です。子どもの言動1つ1つを自らの脳のなかで整理していくことになるからです。

「なぜ、この子は学校から帰宅して1時間もたつのに、勉強を始めないのだろう」「疲れ

ているのかしら」「学校でイヤなことでもあったかな」「ここで私が『宿題をしなさい』と言ったら、この子はきっとイヤな気持ちで勉強をすることになる」「そうやってする勉強に意味があるかしら」「宿題をやらずに困るのは自分自身。本人もそれはわかっているはず」「やる気が起こるまで、待ってみよう」……。

そうやってお母さんが思考をめぐらせていても、子どもがなかなか宿題を始めなければ、モヤモヤは続きます。その時間も思考をコントロールしながら、子どもに自分の感情を押しつけることなく、一歩引いて何も言わずに見守る。それが、「許す」ということです。

この感情を生み出すには、たくさんのエネルギーが必要です。エネルギーが十分になければ、思考を働かせ、冷静を保つことができないからです。

**何かを言うより、何も言わずに見守ることのほうが、よほどエネルギーが必要です。**

反対に、子どもに「毒」となる言葉を吐いてしまうのは、脳が省エネになっているため。自分の言葉がわが子にどのような影響を与えるのか、先々のことまで考えるエネルギーが不足しているのでしょう。すると、相手の気持ちを考えずに、そのとき瞬間的に感じたことをそのまま言葉にして吐き出してしまうのです。

## 「お父さんの役割は「社会」を教えること」

怒りっぽい人、イライラしやすい人、否定的な返事をしやすい人、子どもを見守ることが苦手な人。子どもを許す・夫を許すという感情を持てない人。

こうしたお母さんは、脳が省エネ状態に入っています。エネルギーを十分に生み出せる身体になるよう、朝ごはんを変えていく大きな理由が、お母さん自身にもあります。

ところが、「朝は、子どもたちが残したものを食べる」というお母さんがとても多いのです。子どもや夫を食べさせて、まず送り出す。そのあとで「ふうっ」と一息つき、残ったものを食べる。そんなスタイルです。

でも、残り物では、エネルギーをしっかり生み出すだけの栄養をとれません。エネルギー不足を改善できないのです。それでは、よい子育てができるはずがありません。

しかも、朝ごはんが子育てに大切なのは、エネルギーの産生量を増やすためだけではありません。

家族とは社会の最小の単位。**家族団らんは、子どもの社会性を育む場所なのです。**

ここで大切な役割を担うのが、お父さんです。

**子どもにとってお母さんが2人称の存在だとすると、お父さんは3人称。**「彼」という一歩離れた存在です。自分とお母さんの世界のちょっと外側にいる男の人、という感覚です。

自分とお母さんの世界にお父さんが入ってくると、そこは「**社会**」になります。子育てにおけるお父さんの役割は、子どもに社会を教えること。子どもは、お父さんの言動を見ながら社会を学んでいくのです。

つまり、**お母さんとお父さんでは、子育ての場において必要とされる役割がまったく異なる**、ということです。

子育て期は父親にとっても仕事が忙しい働き盛り。なかなか夕食を一緒にとれないでしょう。子どもも大きくなれば、塾や習い事などで夕食の時間がそろわなくなってきます。

一方、朝ならば、それぞれが早く起きることで時間を合わせられます。その時間を家族団らんの機会にして、お父さんとたくさん話すことが、子どもの成長には必要なのです。

## 母と父の思考の違いが、子育てには大切

女性は、豊かな感性を持っています。反面、建設的で論理的な話は苦手な人が少なくありません。

一方、男性は論理的な話が得意ですが、感情的な話は苦手な一面があります。夫に話を聞いてほしかっただけなのに、理屈で解決策を示されてしまい、なんとも言えずがっかりしたことはないでしょうか。

男女のこの違いは、ホルモンの違いによるものです。男性ホルモンに支配されている脳と、女性ホルモンに支配されている脳では、思考のあり方がまるで違うのです。

子育てにおいては、この男女の違いが大切になってきます。

子どもが将来、理路整然と自分の伝えたいことを語れるようになるうえで、お父さんとの会話は最高の練習になるのです。

ただ、理論的な話ばかりになると、会話が難しくなって幼い子は飽きてしまいます。

そこで重要なのが、お母さんの言葉。お父さんの隣で、「へぇ、そうなんだ」「すごいわね」「それでどうなるの？」「お母さんだったら、こう思うな」などと、感情豊かに相づちを打っていくと、子どもは興味を持ってお父さんの話を聞くようになります。

そうすることで、**子どもは論理的な思考と感情の豊かさの両面を育てていきます。**コミュニケーション能力は、両親の会話が弾む団らんのなかで育っていくものなのです。

ところが、夫婦も月日がたつと、「夫の話はつまらない」という妻が多くなります。万が一にも子どもの前でそんなことを言ったらどうなるでしょうか。お母さんの評価は、そのまま子どもの評価になります。「お父さんの話はつまらない」と思うようになれば、その話を聞かなくなります。それは、子どもの論理的な思考を退化させることになるのです。

## 楽しい家族団らんが「書く力」を育てる

今、大学の受験制度が大きく変わろうとしています。

これからは知識・技能に加えて、思考力や判断力、表現力が重視されるようになります。そこで必要になってくるのが、書く力です。

書く力は、受験生になったときに鍛えようとしても、一朝一夕には伸びません。書く力の基盤になるのは思考力です。論理的に考え、感情豊かに答える力です。

お父さんとお母さんとの会話が弾む家族団らんは、子どもの書く力も育てます。作文や小論文の得意な子になるのです。

反対に、思考力が育っていないと、文章は書けません。問われたことに対し、何をどう書けばよいのか、文章が頭に浮かんでこないからです。

思考力の欠如は、社会に出てからも問題になってきます。**どんな仕事をしても、コミュニケーション能力は重要です。**私がいる医療の世界でもそうです。

今、職場でのコミュニケーションをうまく図れず、転職をくり返す人がとても多くなっています。上司や同僚との人間関係を築けず、うつ病になってしまう人も大勢います。仕事は人と人がするもの。人間関係につまずくと、大変な苦労をすることになるのです。

こんな苦労を、将来、子どもにさせたくないでしょう。そうであるならば今、朝ごはんの時間を大切にすること。会話の弾む楽しい家族団らんは、子どもの書く力や思考力、コミュニケーション能力を育む貴重な時間なのです。

## 「子育てに大切なことは、朝ごはんですべて成立する」

子育てで大切なことは、朝ごはんですべて成立します。

時計回りプレートで日中の活動に必要なありとあらゆる栄養をとり、家族団らんで思考力を磨く。これは、朝ごはんだからこそできることです。

時計回りプレートをつくるのに30分、家族団らんに1時間。**この朝の1時間半が、子育てのすべてです。**お母さんはここだけがんばったら、他はもう何もがんばらなくてよくなります。栄養と愛情のすべてを朝ごはんでたっぷり注いであげられるので、あとは子どもが自らがんばるようになっていくでしょう。

私も5時に起きて、毎朝、時計回りプレートをつくってきました。わが家の朝食時間は、6時から7時。7時には、娘たちもそれぞれが出かけていきます。

この朝ごはんの1時間は、おしゃべりをしながら、ゆっくり食べます。

そのとき、ありとあらゆる話が飛び出してきます。いつか、どこの国に行って、あんなことをしてみたいという話から、昨日学校でこんなことがあったよという話まで。話題はどんなことでもいいのです。

まだ幼かった娘たちが「カエルって気持ち悪いよね」と言ったときには、「どんな種類がいるのか、ちょっと調べてみようか」と、食卓に図鑑を開いたこともありました。そうして「きれいな色のカエルもいるんだね」「このカエルの柄はおもしろい」「なんでカエルって、表面がしめってるんだろう」とワイワイ話し合う。毎朝がこんな感じでした。

**ここで大切なのはお母さんが、絶対に否定をしないこと。**「食事中に、カエルの話なんてしないの。気持ちが悪い」などと言ったら、子どもは気軽に話を切り出せなくなります。「ふ〜ん」「あら、そう」で終わらせてしまうのも、もったいない。せっかく子どもが話題を出してくれたのだから、そこからはお母さんがエネルギーを働かせ、会話の糸口をぐいぐい探っていきましょう。図鑑で調べるところまで行けたら、理科の学びになります。

カエルという両生類から生物全体へ、子どもの興味を広げていく種まきができるのです。

ここでのコツは、**お母さんが「教えよう」としないこと。**知っていたとしても、答えは言わず、「一緒に調べてみようか」。このひと言が大切です。お母さんが興味を持って楽しそうに調べていることに、子どもは興味を抱くのです。

もしも「自分で調べてみなさい」と言えば、子どもの興味はいっきに失せるでしょう。せっかくの楽しい時間に勉強を強要されたようで、つまらなくなってしまうからです。

## 勉強や成績を話題にすると、子どもは朝起きなくなる

家族団らんの時間に、絶対に親のほうから話題にしてはいけないことがあります。勉強と成績のことです。「もっと勉強をしたほうがいい」とか、「成績が下がった」とか、学力にまつわる話はしないことです。子どもにとって楽しい話題ではないからです。

親からイヤな話をされたら、子どもはその場から逃げ出したくなります。「逃げる」という行為は、自分の心を守るために大切なこと。でも、食事中は逃げ出せません。

こうなると、子どもは次にどんな行動をとるでしょうか。

朝起きなくなります。食卓は「イヤな思いをする場所」と脳が認識してしまったからで

す。脳がストレスを感じると、「行きたくない」という感情を引き起こし、行動を抑え込もうとするのです。

反対に、**楽しいと感じる場所には、「行きたい！」と脳が指令を出します。**脳は「楽しい」と感じることが大好きだからです。朝の家族団らんが子どもにとって楽しい場所ならば、脳はその場所に一刻も早く行きたくて、きちんと目覚めるのです。

## 「夫婦円満が、子どものチャレンジ精神を旺盛にする」

お父さんには、仕事の話を食卓でたくさんしてほしいと思います。お母さんは、お父さんの話をたくさんほめながら聞きましょう。それが子どものやる気を育てます。

たとえば、お父さんが「今度、こんなプロジェクトを任されることになった。また忙しくなりそうだ」と仕事の話をしたらチャンスです。

「どんなプロジェクトなの？　へぇ、大変そうだけれど、すごいわね。じゃあ、お父さんのプロジェクトが終わったら、みんなでお祝いしない？　お父さんは忙しくなるけれども、お祝いの日までみんなでがんばろう！」

こうなると、お父さんの目標が、家族の目標になります。お祝いの相談をしていくうちに、みんなの脳のなかで、やる気をうながすホルモン**「ドーパミン」**がたくさん出てきます。詳しくは後述しますが、このホルモンには脳の働きを高める作用があります。ドーパミンが分泌された状態で学校に行けば、子どもは意欲的に勉強できます。

また、お父さんの話は、子どもの社会性を育みます。お父さんは、子どもにとって社会を表す存在。そして家庭は、もっとも小さな社会です。自分の根幹となる最小社会が温かく優しくゆるぎないものであれば、人はどんな広い社会へも大きく羽ばたいて行けるのです。

そのためには、家庭というお母さんの基地のなかで、お父さんをどれだけ輝かせて子どもに見せてあげられるか、が重要です。仲のよい両親のもとで育った子にチャレンジ精神の旺盛な子が多いのは、このためです。

なお、目標に向かってがんばっているのは、お父さんだけではありませんよね。子どもにはテストや運動会、発表会、部活の大会などの目標があり、お母さんにも日々がんばっていることがあります。

こうした目標は、家族の団らんで発表し合い、「じゃあ、次はあなたの目標の日までみんなでがんばろう。がんばったら、お祝いしよう」と共有しましょう。みんなが同じ気持ちでがんばることの楽しさは、子どものリーダーシップを育てます。

さらに、**「家族みんなが自分の絶対の味方になってくれる」**という安心感も築きます。

こうなると、いつもみんなの脳からドーパミンが出ている状態になります。それによって家族全員がポジティブ思考になり、会話が楽しく弾みます。愛情あふれる家庭は、そうして自《おの》ずと築かれていくのです。

## シングル家庭は、時間のメリハリを大切にしよう

では、シングルの家庭はどうするとよいでしょうか。

よく**「一人二役」と言いますが、これはとても難しく、大変なことです。**お母さんとお父さんでは、求められる役割がまったく違うからです。

いちばんよい方法は、シングルマザーの場合ならば、お父さん役をしてくれる男性を身近に見つけることです。たとえば、自分のお父さん。お兄さんや弟さんでもいいでしょう。お母さんが尊敬できて、父性を感じさせてくれる男性に、できるだけ家族団らんに参加してもらうことです。毎朝は難しくても、休日のお昼や夕飯を一緒に食べるようにするだけでも、子どもの社会性を豊かに育ててあげることができます。

時間が短い場合は、愛情の深さで子育てをすることです。週1回のお父さん役の男性と食事をする際には、お母さんが持てるエネルギーをたっぷり使って、団らんを楽しくポジティブに盛りあげましょう。

1人で何もかもがんばろうとすると、子どもの思考にかたよりが出てしまうことがあります。お母さんは子どもを育てるという偉業を成しているのですから、頼るべきところは、適切な人を探してお願いすることです。

平日は、**「家族で過ごす時間はお母さん役」「昼間の働いている時間はお父さん役」**と時間で区切るとよいと思います。お母さん役のときには、惜しみなくハグをしましょう。

## 朝の団らんに、テレビはいらない

食事中、テレビは消しましょう。子どもの集中力がテレビに奪われ、家族の団らんに関心が向かなくなります。

テレビやネット動画など、受け身で情報を得ることに慣れてしまうと、思考力が育たなくなります。考えなくても、次々に情報が飛び込んでくるからです。思考力が退化すれば、書く力や表現する力も育ちません。

ところが、テレビを消してしまうと、「会話がもたない」と言う人がいます。**会話不足はエネルギー不足です。**会話の最中、脳はフル回転で動いています。多くのエネルギーを消費するのです。エネルギーが不足していると、脳が疲れるので、話したくなくなります。

反対に、テレビやネット動画は、省エネ状態の脳には最高です。受け身でいても、どんどん情報を提供してくれるので、少ないエネルギーで十分です。

でも、お母さんお父さんとの会話がないところで、子どものコミュニケーション能力は育ちません。こうなると、近い将来、お母さん自身が寂しい思いをすることになります。子どもが中高生になったとき、子どもとの会話がなくなってしまうからです。

テレビのついていることが習慣になっていると、子どもが朝起きてきて、真っ先にとる行動がテレビのスイッチを入れることになります。「音がないと寂しい」と言うのです。

これを防ぐには、**お母さんが朝起きたら、BGMとして音楽をかけましょう。**心地よいと感じる音楽を聴くと、人の脳からは**アルファ波**が出ます。アルファ波には心身をリラックスさせ、ストレスを抑える作用があります。集中力を高めるなど、脳を活性化させる効果も期待できます。

音楽のジャンルは、「心地よい」と感じるならば、好きなものでよいと思います。クラシックでも、アップテンポの曲でも、そのときの気分に合わせて選ぶとよいでしょう。

あるお母さんは、「今日から時計回りプレートを始めよう」と決めた朝から、テレビをつけるのをやめました。朝食時に子どもがいつものようにテレビをつけようとしたタイミングで、

「お母さん、今日からみんなでおしゃべりしながら朝ごはん食べたいの。協力してもらってもいい？　どうかなぁ」

と言って真っ先に食卓についたら、子どもたちも夫も黙って食卓についてくれたそうです。その気持ちに応えるよう、ポジティブな会話をがんばって続けました。すると、翌朝から子どもたちはテレビをつけなくなったそうです。

テレビに慣れた子ほど最初はいやがるでしょう。でも、時計回りプレートでエネルギーの産生量が増え、家族団らんが楽しければ、テレビを自ずとつけなくなります。お母さんやお父さんとの楽しいおしゃべりほど、うれしいことはないからです。

## 「すごいね」「えらいね」では、心に響かない

お母さんの言葉を子どもの心に響かせるには、ちょっとしたコツがいります。

「すごいね」「えらいね」と単にほめただけでは、子どもには伝わりません。ちょっと大きくなってくると、「お母さんは親バカなんだよ」「お母さんの言葉は、ウソくさい」と言われてしまうこともあるでしょう。

では、どうすると子どもの自己肯定感を育てるほめ方をできるでしょうか。

**結果ではなく、それまでのがんばりをほめることです。**

「この前までできなかったのに、今はこんなこともできるようになって、すごいね」

この「すごい」とお母さんが感じた理由を、きちんとした言葉で伝えるのです。

そうやって努力した過程をほめられると、「お母さんは、自分のことをちゃんと見て、わかってくれている」と子どもは感じ、自己肯定感を高めていきます。

たとえば子どもが絵を見せてくれたとき。ほめ方でNGなのは「上手に描けたね」。これでは、子どもの自信にはなりません。

「この部分にこの色を使うセンス、すごいな。どうしてこう描こうと思ったの?」

**子どもがこだわったところやがんばったところをまず読みとり、そこを尋ねるのです。**すると、子どもは得意になって解説を始めるでしょう。そこで初めてほめるのです。

なお、兄弟がいる場合、ほめるときにはバランスを見ることも大切です。1人をほめているとき、他の子にコンプレックスを与えてしまうことがあるからです。「お母さんは、お兄ちゃんばかりほめる」「私には、あんなことできない」と感じさせてしまったら、その子の能力を退化させることになってしまいます。

家族団らんで1人をほめるならば、他の子のほめるポイントも見つけておくことです。それができない場合は、子どもと2人のときにほめましょう。

私も、本質にかかわる話は、その子と2人きりのときにしました。

「あなたの本質的なよさは、こういうところだと思うよ」

本質的な部分をほめられると、子どもには大きな自信になります。「自分のよさはここにあるんだ」と気づき、自分を誇らしく大切に思うようになるのです。

また、**「お母さん、うれしい」**という言葉も素晴らしい表現方法。子どもは、お母さんが喜んでくれる顔が大好きだからです。

「テストで100点！　勉強、真剣にとり組んでいたものね。お母さんうれしいなあ」と喜ぶと、「またがんばろう！」と子どもは思うようになります。

お母さんがほめること、喜ぶことは、子どもの能力を育てる最高の種まきです。

ただ、**ほめることも、喜ぶことも、たくさんのエネルギーを使います**。いつも子どもを観察している必要もあります。エネルギー不足ではできません。

まずは、お母さんも朝ごはんをきちんと食べてエネルギーを満タンにしましょう。そのうえで、自分の頭のなかを「うれしい」「楽しい」という思いでいっぱいにしておくと、幸せという感覚を生み出すホルモン「**セロトニン**」がたくさん分泌されます。すると、ポロッとこぼれ落ちる言葉がポジティブになるのです。こうなると、がんばらなくても、自然とほめる言葉がどんどん出てくるようになるでしょう。

## 1ミリ上を狙えるのが「本物」の素質

お母さんが子どもの努力をほめたり、子どものがんばりを自分のことのように喜んだり。そうしていると、子どもはプラスアルファのがんばりを見せるようになります。

「もっとがんばって、大好きなお母さんを喜ばせたい」

と、モチベーションを高めるのです。

このプラスアルファの力でがんばれることが、「本物」の人間に育つ素質と私は考えます。

**狙うところは、今より1ミリ上。**わずか1ミリ上でよいのです。

人生を長さで考えたら、1ミリとは本当にささやかな前進。でも、1ミリの積み重ねが、1年後には大きな差になって現れるようになります。

これを私は「**プラスアルファの魔法**」と呼びます。この力を持った人間は、1ミリ1ミりのがんばりを毎日積み重ねていきます。限界値のプラス1歩、あるいはプラス1回。このプラスアルファをがんばれる自分を、「本物」の人間は大好きなのです。

この力は「1ミリ先を狙いなさい」という言葉では育ちません。反対に、失われます。人から強制されると、脳内ではストレスホルモンが分泌されてしまうからです。

では、どうするとよいでしょうか。たとえば掃除のお手伝いをしてくれたとき。その子なりに、がんばってくれるはずです。たとえ掃除が行き届いていなかったとしても、その気持ちはどこかに現れています。そこが、わが子の今の1ミリ上なのです。

「こんなところに気づいてくれたんだ。すごいね。うれしいな」

お母さんがその1ミリ上に気づき、言葉にしてあげる。すると、子どもは「次はもうちょっとがんばろう」と思うでしょう。その積み重ねが、プラスアルファの魔法を育てます。

反対に、もし、お母さんが掃除の行き届いていないところを指摘し、「もっときれいにやって」と言ったらどうなるでしょう。子どもは1ミリ先を狙うモチベーションを失い、手伝いは「やりたくないこと」「ストレスがたまること」と脳にインプットされます。

勉強もそうです。「テストで100点とりたいな」と言ったときがチャンス。100点をとるには抜け目なく勉強することが大事です。実際に100点をとるかとらないかより、その気持ちを持ったことがすごいのです。子どもに1ミリ先を狙うモチベーションが育っている現れだからです。このときこそ、子どもにプラスアルファの魔法をかけるチャンス。「その気持ちがお母さんうれしい。100点をとりたい、と思ったあなたがすごいよ」

この魔法をかけられるのは、お母さんの言葉の力なのです。

## 子どもの才能の見つけ方

家族団らんで会話が楽しく弾むようになってくると、子どもは思い思いにいろんな話をするようになってきます。「こんなことをやってみたい」という言葉も出てくるでしょう。

子どもの好奇心が動いたものは、体験教室だけでもよいので、一緒に行ってみましょう。「これだ！」という人生をかけてやりたいことは、ありとあらゆる経験のなかから見つかります。知らないこと、経験したことのないものから、「本当の好き」は見つけられません。

習い事の意義は、知識や技術の習得だけでなく、自分は何が好きでどんな才能があり、何をしたいのか、という自分の進みたい道を判断する材料をたくさわえることにあります。

また、「楽しい」「できた」「もっとやりたい」と気持ちが満たされると、そのポジティブな考えは他のことにも向かうようになます。知識欲が広がり、自発的に学び出すでしょう。**「勉強しなさい」と言わなくても、自ら学ぶ子になるのです。**

ですから、習い事は「学校の勉強に生きるかどうか」で考えなくて大丈夫です。大事なのは、**子どもの「やりたい！」という気持ちを制限しないこと。**好きなこと、夢中になれることに出合えれば、積極性が生まれ、それは勉強にも自ずと向かっていくものです。

反対に、習い事を親が決めてしまうのはよくありません。子どもの自主性を奪ってしまうからです。「親が勝手に決めてしまった」という思いは子どもの自己肯定感を下げます。「やりたくない」と感じる教室に毎週通うことは、子どもの積極性を奪います。

ただ、子どもは「こんなことをやってみたい」という好奇心は働いても、具体的にどんな教室があるかまではわかりません。

一方、その子の適性や性格、年齢などから、ベストな場所が親からは見えるものです。「この子は、ここだったら絶対にのびる」という確信も、親には働くでしょう。「お母さんがやらせたいから」ではなく、「この子にとってどうか」で絞り込んでいくことです。

そして、「本物」の講師を探しましょう。「本物」の講師とは、「名前が広く知られている講師」ということではありません。「子どもたちに教えることが好き。子どもたちをもっとよくしてあげたい」という熱意があって、人間力の高い講師のことです。ちなみに、お金のためにやっているのは三流、「ありがとう」という感謝を求める講師は二流です。

つまり、アルバイト感覚でやっている講師を選んではいけない、ということです。

## メリットとデメリットの両面を伝える大切さ

わが子にぴったりの教室が見つかったとしましょう。でも、「行ってみよう」と、お母さんから言うのではなく、**「行ってみたい！」と子ども自らに言わせます。**ここが大事なポイント。そうすることで「自分の意志で始めた」と子どもに思わせることができます。

どうするとよいでしょうか。メリットとデメリットの両方を子どもにわかる言葉で伝えます。やらせてみようとお母さんが思った習い事ならば、メリットのほうをちょっと大きく言います。子どもは自分なりに一生懸命に考えて、「やってみるよ！」と答えるはずです。

ではなぜ、デメリットも伝えることが必要なのでしょうか。

すべての物事には、よい面があれば悪い面もあります。その両面をきちんと見て、どのように判断するのか、選択する能力を育んであげたいからです。

また、メリットのみを伝えて、習い事を始めてからデメリットの部分を本人が見たとき、「そんなこと、知らなかった」と、自分の選択を後悔させないためでもあります。

子どもが何かを選択するときには、メリットとデメリットをそれぞれ伝えたうえで、「あなたはどう思う？」と尋ね、最終決断は子どもにさせる。こうすると、何歳であっても、子どもはきちんと考えるようになります。

そのうえで、もし、お母さんがやらせたいと思う選択肢ならば、**デメリットを先に話してから、子どもに気づかれない程度にメリット面を大きく伝える。**反対に、お母さんが「この子にとって、あまりよい選択にならないな」と考えるならば、**メリットを先に伝えて子どもの気持ちを肯定してから、デメリットを大きく伝える。**このバランスを働かせることで、子どもの自主性を育てつつ、お母さんが上手に誘導していくことができます。

## 「一度決めたことはやり抜きなさい」はＮＧワード

せっかく始めた習い事を、子どもが「やめたい」と言ったらどうするとよいでしょうか。習い事はやめたくなる時期がくるものです。このときのＮＧワードは、「自分で『やる』と決めたのだから、最後まで続けなさい」

この「自分で決めたのだから」と言われた時点で、「強制」「責任」「逃げられない」というストレスを子どもは感じます。このとき、脳内では「**ノルアドレナリン**」が分泌されます。このホルモンは子どもの能力が花開くのを防げる性質があります。

また、「一度始めたことは、最後までやり抜く」という教育方針もノルアドレナリンを発生させます。親が「逃げたい」という道をふさいでしまうと、他に「やってみたい」と感じることを見つけても、子どもはそれを口にできなくなります。親に強制された記憶がノルアドレナリンを生み、怖くて新たなスタートを切れなくなるのです。

日本人は「最後までやり抜く」という言葉が大好きです。でも、これを強制すると、子どもは人生の選択肢を自ら狭めていってしまうのです。

ですから、子どもが心からやめることを望んでいるならば、理由を問わず、**「じゃあ、あなたがもっとやりたいことを探そうね」とスッパリやめさせてあげることです。**

**一方、「行くのがめんどうだな」**と感じている程度ならば、そのネガティブな感情を上回るご褒美を見せてあげることです。たとえば、バレエの習い事だとすれば、「発表会で、かわいいドレスを着たいって言っていたじゃない。もうちょっとがんばると、着られるよ。お姫様みたいなドレス、とっても似合うだろうなあ」

お母さんがこう言ってあげると、「そうだった」と思い出し、「もうちょっとがんばってみる」と自分から言うでしょう。

こうして**自分の進む道は、自分で決めさせていくことが、非常に大切です。**

大人になって、なんでも人のせいにしながら生きている人がいます。自分がこうなったのは、「環境のせい」「時代のせい」「お金がないせい」、きわめつけは「世の中のせい」。

なぜ、こんな考え方になってしまうのでしょうか。

子どもの人生の選択を、親がなんでも決めてしまってきたからです。長年にわたって脳内がノルアドレナリンに支配されてしまうと、「親の言うとおりにしてきたら、こんなふうになってしまった」というネガティブな思いから離れらなくなるのです。

大人になってこうした思考に支配されたままになると、新たなチャレンジをする勇気も喜びも抱けなくなります。「オレが悪いわけじゃない」という考えにとらわれ、変わるきっかけも見つけられず、世の中や親をただただ恨んで生きるようになってしまうのです。

## 成長の遅い子、手のかかる子はダイヤモンドの原石

発達がゆっくりな子もいれば、1つ1つのことに時間のかかる子もいます。

わが家の長女も、そうでした。ごはんを食べるのがとてもゆっくりで、時間をかけても完食できませんでした。

こんなとき、お母さんはどういうふうに声をかけるとよいでしょうか。

NGなのは、「早く食べなさい」「人よりも時間がかかるなら、もっと早く起きなさい」と怒ること。急がせることです。子どもの自己肯定感を下げる言葉かけです。

私は、長女にこう言い続けました。

「これだけゆっくり食べたら、栄養の吸収がよくなるね。健康にすごくいいことよ」

「よく噛んで食べれば、それだけ脳の働きもよくなるのよ。これはすばらしいことよ」

実際、よく噛んで食べることは、消化吸収の働きを高めてくれます。噛むという行為には、脳を刺激し、その働きを活性化させる力もあります。

反対に、次女は食べるのが速く、あっという間に食べてしまいます。だからといって、「もっとゆっくり食べなさい」とは言いません。きちんと見ていれば、おいしいもの、好きなものは、大切によく噛んでゆっくり食べているのがわかるからです。ですから、

「あなたは、早く食べられるから、それだけ他のものをたくさん食べられるし、おしゃべりもたくさんできていいね」

そう言っていました。

同じ親から生まれた子でも、個性は1人1人異なります。誰かと比べれば、成長が遅いように感じられても、それがその子の個性です。世間一般には、欠点と見られてしまうことも、お母さんがまっすぐな目で見れば個性であり、伸ばしてあげる部分ともなるのです。

親は、そこを楽しむことです。

**子どもはダイヤモンドの原石。磨き方は、お母さんの言葉しだいなのです。**

## 「あなたは、あなたであることがすばらしい」

私がいつも子どもたちに言っていた言葉があります。

「**プライドはいらない。誇りを持とう**」

日本語において、プライドと誇りは、まったく異なる言葉です。

プライドは、他人より自分は優れていて、自分を「すごい」と感じる気持ちです。

誇りは、自分自身の思いで自分のことを「すごい」と考えられることです。

つまり、**自分の判断基準が、プライドは自分の外にあり、誇りは自分のなかにあります**。

自分のことは、自分がいちばんよく知っているもの。だから、自分を人と比べる必要はありません。他人と自分を比べれば、そこにストレスが生まれ、脳内ではノルアドレナリンが分泌されます。人との競争は、人生を苦しくします。ストレスのたまる方向に思考が働いてしまうからです。

大事なのは、「自分がどう考え、どうしたいのか」と子ども自身が問い続けること。

お母さんの役割は、「何がしたくて、何が楽しい？」と尋ね、その考えを引き出すこと。

ですから私は、どんなにささやかなことにも「**あなたはどう思う？**」と尋ね、答えを待ちました。こうすることで自分自身が本当にやりたいことがわかり、それをがんばっている自分を子どもは大好きになります。そこから、自分を誇る気持ちが生まれてくるのです。

誇りを持てる人間は、強いです。判断基準が常に自分のなかにあるので、他人にイヤなことや理不尽なことを言われても、「あの人はあんなことを言ったけど、私はこうしたいし、気にしないでおこう」と思考をすぐに自分自身に戻せるからです。

でも、プライドの高い人間は、他人より自分が優れていたいと思っているので、他人に何か注意でもされようものなら、侮辱されたと感じてしまいます。この感情は大きなストレスで、脳細胞を傷つけます。脳細胞が傷つくと、思考をよい方向に展開させられなくなります。

では、人のプライドとはどのようにつくられるのでしょうか。

お母さんが幼いころから、わが子と他人を比べることです。まわりの子たちより自分の子が優れていることに「すごいね」と喜び、劣っていると感じると「もっとがんばりなさい」とお尻を叩く。こうやって育ててしまうと、子どものなかのプライドがどんどん育ち、誇りが失われていくのです。

考えてみてください。あなたは、わが子にどんな大人になってもらいたいですか。

**一生をかけてやりたいと思える大好きな仕事を見つけられ、毎日やりがいを持って過ご**

**し、そこに自ずと人とお金がついてくる。**これほど幸せで誇らしい人生があるでしょうか。

そんなイキイキと輝くわが子を見たいと思いませんか。

そうだとするならば、お母さんが今日から言い続けたい言葉は1つ。

**「あなたは、あなたであることがすばらしい」**

# 第4章

# 子どもの性格は、食べたものでつくられる

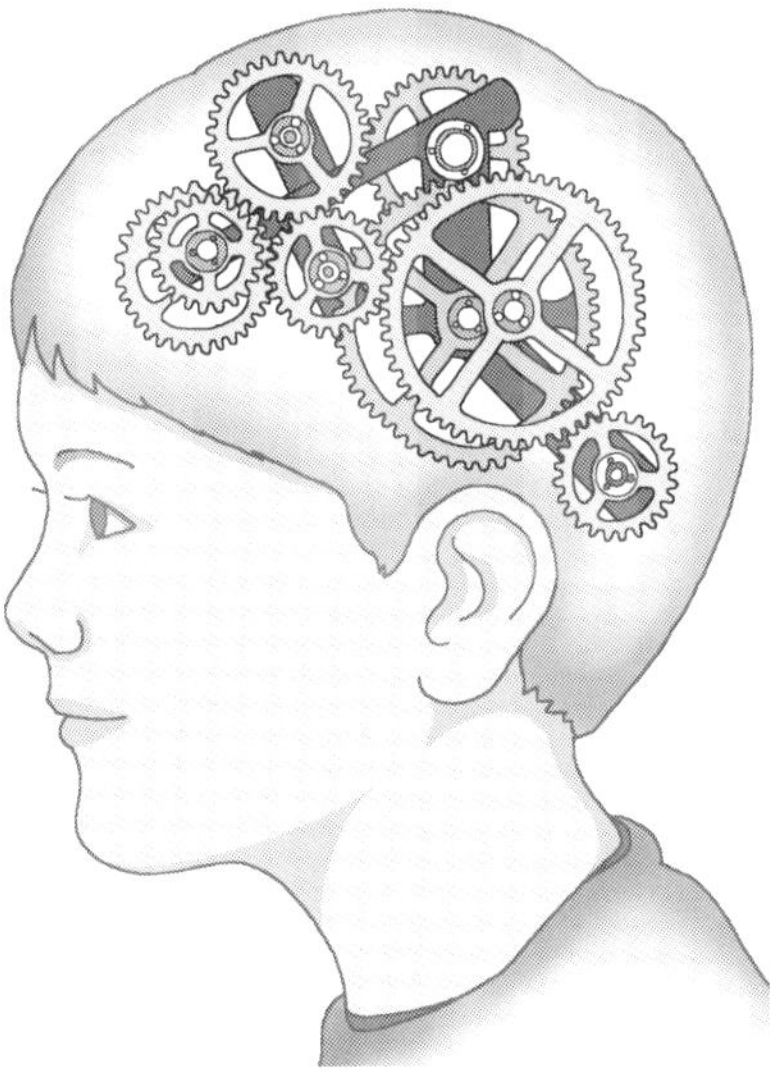

# 「毎朝どんなものを食べているかで、性格は変わる」

なぜ、この子は、こんなふうなのだろう。

お母さんを困らせる「こんな」、と感じる子どもの性格。どうしたら変わってくれるのかしら。そう思ったことはないでしょうか。

人は、理解できないものに不安を感じるもの。ましてや、自分の子どものことに不安を覚えれば、「このままで大丈夫だろうか」と思うのは、自然な感情です。

では、子どもの性格をお母さんが読み解けるようになったらどうでしょうか。

人の性格は、ホルモンを知ると、驚くほどわかりやすくなります。「なぜ、こんなことを言うのか」「なぜ、こんなこともできないのだろう」という疑問は、子どものホルモンを理解すると、手にとるようにわかってくるのです。

しかも、この知識は、子どもの性格を変えていくことに活用できます。夫の性格も変えられます。自分の性格までも変えていけるのです。これは誰にでもできることではありません。

なぜ、こんなにもすばらしいことができるのは、一家の主婦だけです。

なぜ、一家の主婦は家族や自分の性格を変える力を持てるのでしょうか。

それは、毎日の食事をつくっているから。人の性格は、食べ物で変わるのです。

**人の性格を決定づけるホルモンはすべて、私たちが食べたものからつくられます。**どんなものをふだん食べているかで、ホルモンの量と働き方が変わってきます。それによって、人の性格が違ってくるのです。

とくに大切なのが、朝ごはんです。性格は起きているときに現れるもの。寝ているときには、子どもはみんな天使に見えますよね。だからこそ、朝ごはんにどんなものを食べさせるかが重要なのです。

## 積極性や自主性を伸ばすホルモン

ホルモンとは、身体の働きを調整したり、脳のなかで情報を伝えたりする分泌物。そのなかで、脳で働くホルモンは、とくに「**神経伝達物質**」と呼ばれます。

ホルモンにはさまざまな種類がありますが、人の性格に影響するのは主に4つ。

「**ドーパミン**」「**セロトニン**」「**テストステロン**」「**エストロゲン**」です。

人の性格は、この4つのホルモンのカクテル具合で決まってきます。

それを決めているのが、毎日の食事です。

では、「なんでもできる気がする」「毎日が楽しくてしかたがない」と意欲にあふれ、自ら能力を伸ばしていけるポジティブな性格は、どのホルモンがつくるのでしょうか。

積極性や自主性に優れた性格は、ドーパミン優位のときにつくられます。

ドーパミンは、「**幸せを記憶するホルモン**」であり、「**生きる意欲をつくるホルモン**」です。これが脳のなかで優位に働いていると、「**快**」の感情が豊かにわいてきて、思考がポジティブになります。

また、「**恋愛ホルモン**」とも呼ばれます。恋愛をしているときに、ときめいたり、ワクワクしたり、興奮したり、快感を覚えたりするのも、ドーパミンが脳内で大量に分泌されているから。相手のために「なんでもしてあげたい」と思う気持ちがどんどんわき上がってくるのもドーパミンの働きです。

恋愛で心が満たされていたときを思い出してください。世界は自分を中心にまわっていて、世界中の幸せを独り占めにしているような気分になっていませんでしたか。

そんな気持ちにあなたが満たされていたのは、脳内でドーパミンが働いていたから。そのとき、人は幸せのオーラを発し、まわりにいる人までハッピーな気持ちで包むのです。

このドーパミン、恋愛中にだけ分泌していたのではもったいないでしょう。恋愛中でなくても、ドーパミンは分泌できます。そして、その働きが、人生の質を決めるのです。

ドーパミンをふだんから分泌できるようになれば、まるで恋愛中のときのように、「自分はなんでもできる」「大好きな人のために、なんでもしてあげたい」というポジティブな性格がつくられます。

それが子どもならば、勉強やスポーツの能力をどんどん伸ばしていきます。「楽しい」「もっとやりたい」という感情が働くからです。

お友だちにとても好かれる性格にもなるでしょう。自ら率先して人のために動き、それを喜びとする子になるからです。

## 「楽しい」という感情が脳を発達させる

ドーパミンが人の能力を伸ばすのは、**神経細胞**に直接働きかけることにもあります。

神経細胞とは、脳の複雑な働きを担う細胞のこと。情報の伝達と処理を行う細胞です。頭の回転スピードや思考力、記憶力、判断力、発想力などはすべて、神経細胞の働きによるものです。

神経細胞は、他の身体の細胞とはだいぶ異なる形をしています。

細胞から足が生え、その足の先には、たくさんのアンテナが出ています。この足の部分を「**樹状突起**」、アンテナの部分を「**シナプス**」といいます。ちなみに、神経細胞は「**ニューロン**」とも呼ばれます。

アンテナであるシナプスは、隣り合う神経細胞のシナプスと手を結ぶように接し、情報を交換しています。ですから、**神経細胞の数が多く、なおかつシナプスの数が多い人ほど、思考のスピードが速くなります。**

神経細胞の数は、3歳までに80パーセント、6歳までに90パーセント、20歳で100パーセントが完成することは前にお伝えしました。つまり、3歳までに完成した神経細胞の数が、脳の働きの大部分をつくっているのです。それによって、人の能力には大きな差がつくことになります。これを増やす食べ物は、第1章でお話ししたとおりです。

では、3歳までに神経細胞を十分に増やせなかった人は、能力を伸ばせないのでしょうか。そんなことはありません。神経細胞の数は増やせなくても、シナプスの数はいくらでも増やせます。**シナプスは、何歳になっても増やせるのです。**

そのためには、どうすればよいでしょうか。必要になるのは、ドーパミンです。

シナプスは、ドーパミンが脳で働いているときに、どんどん増えていくのです。

「楽しい」「おもしろい」「もっとやりたい」「もっと知りたい」「自分にはできる」という

ポジティブな感情に突き動かされているときです。

こういう感情が働いているとき、脳のなかではシナプスがどんどん増えています。

## 人の性格は、ドーパミンとシナプスで変えられる

1個の神経細胞から出ているシナプスの数が、100個の人と1万個の人。これは、とてつもない能力の差となって現れます。

神経細胞の数が同じ140億個の2人がいたとして、シナプス数が100個と1万個では、それに神経細胞140億個を掛けた差がつくのです。それが、脳の情報ネットワークのスピードと緻密さの違いとなり、「頭のよさ」となって現れます。

たとえば、子どもに1つの絵を見せて「どんな絵なのか話してください」と質問したとします。

神経細胞とシナプスの数がいずれも少ない子は、絵を見たままにしか話せないでしょう。

細胞やシナプスの数が多い子は、表現力豊かに絵を伝えるはずです。

細胞数もシナプス数もどちらも非常に多い子は、物語までつくって絵を表現するかもしれません。イメージがいくらでも瞬間的にわき出してくるからです。

見たままを表面的にしかとらえられない子と、見えている物事の背景まで想像して、自分の言葉で自在に語れる子。この差は、あらゆる物事の能力の差となって現れます。

「どうして、言われたこともできないのかしら」

「勉強しなさいと言わなくても、するようになってほしい」

お母さんたちからよく聞く言葉です。こうした性格は、脳のなかでドーパミンが働いていないことを表しています。

「言ったことをすぐに忘れる」

「尋ねたことに、きちんと答えられない」

これは、シナプスの数が少なくて、情報伝達スピードが遅いからなのでしょう。

**こうした性格は、ドーパミンを働かせてシナプスの数を増やしていくことで、いくらでも変わっていくのです。**

## 「やりたくない」はドーパミンが枯れかかっているサイン

しかし、ドーパミンは「枯れやすい」という性質を持っています。分泌量が、10年で10パーセントずつ減っていってしまうのです。

幼い子どもは、誰もが好奇心旺盛です。「やりたい！」「どうして？」。そんな言葉がどんどんあふれてきます。意欲に満ち、なんでもやりがたり、なんでも知りたがる。**ドーパミンが脳内にあふれている証拠です。**このとき、神経細胞もシナプスも急激に増えていきます。

ところが、10代になるころから「やりたい！」という言葉が減り、反対に「やりたくない」「めんどうくさい」という返事が多くなります。これは、エネルギー量が低下していることに加えて、ドーパミン量が減ってきているからです。それでも、好きな遊びや部活、習い事などは、目を輝かせながらがんばる。多くの10代の子の特徴です。

しかし20代になると、目の輝きが薄らいでいきます。「やりたい」という気持ちと引きかえに、増えてくるのは「やらなければいけない」「がんばらなければいけない」という思い。ドーパミンが減ると、目からも輝きが失われてしまうのです。

30代になると会社や家庭のパートナーに「やらされている」と感じることが増え、40代は「自分はこんなものか」「もう若くはないな」と、自分の限界を感じる毎日。こうした感情に気持ちが支配されてしまうのは、ドーパミンが枯れかかってきている現れです。

50代になると、人生の先が見えてくるように思え、孤独感が強まります。60代、70代になると、毎日の生活に喜びを感じることが減り、新たに何かを始めようというモチベーシヨンも失われます。ドーパミンがすっかり枯渇してしまうためです。

以上は、多くの人に見られる特徴です。ドーパミンの量と働きが低下していくにつれ、感情の起伏も少なくなり、性格も消極的になっていきます。

ところが、一方では、何歳になっても自分に限界をつくることなく、「やりたい！」という気持ちにしたがって、新たなチャレンジをし続ける人たちがいます。

ドーパミンを枯らしている人たちには、そんな姿がただただまぶしく、うらやましく感じられるでしょう。でも、違いはたった1つです。**ドーパミンを枯らさずに、分泌しているかどうか。**この違いだけなのです。

## ドーパミンは目標をどんどん高くしないと出なくなる

ドーパミンにはもう1つ、他のホルモンにはない性質があります。

**「期間限定ホルモン」**なのです。

ドーパミンは、「やってみたい」「楽しそう」とわくわくする目標を持ったとき、ドーンと分泌されます。その量が、やる気の強さになって現れます。

ところが目標が達成されると、分泌量はいっきに激減します。この分泌期間が、だいたい６カ月から長くて３年なのです。

しかも、いったんゼロになると、今度はそれ以上の目標がないと、ドーパミンは出てこなくなります。しかも、ゼロに近づくにつれ、「どうでもいいや」「やる気がわいてこない」と、投げやりな感情にとらわれやすくなります。まさに燃えつきたような状態です。

それでも、**さらに大きな夢を持てれば、ドーパミンは再び分泌されます**。でも、その目標もまた達成されればドーパミンが切れて、再び気持ちが落ち込んでしまうのです。

このギャップは、人の精神に大きな負担を与えます。こんなことをくり返していると、人生への疲労感が強まり、やがてなんの目標も見出《みいだ》せなくなります。

しかもドーパミンは、目標をどんどん高くしないと分泌されなくなるので、成功すればするほど、出にくくなります。若いころに成功を収めた人ほど、燃えつきてしまう人が多く見られます。これは、次の目標を見つけられず、ドーパミンを出せなくなるからです。

こうなると気力が落ち、「こんなもんでいいや」と再起をあきらめてしまったり、うつ状態から抜け出せなくなったりするのです。

## 「夢を言葉にするお手伝いをしていこう」

また、ドーパミンは、**ご褒美があると分泌量が増える**、という性質を持ちます。

そのご褒美とは、心がわくわくと躍ること。たとえば合格、勝利、お金、欲しかった品物、大好きな食べ物、地位、ステキな恋人など。そうしたご褒美を獲得したい、という思いが、脳内にドーパミンを分泌させます。

この性質を活用すると、ドーパミンをずっと分泌させ続けることができます。それが、「**ドーパミンサイクル**」です。このシステムを活用すれば、ドーパミンを枯渇させることなく、人は能力を高め続けることができます。

では、子どものドーパミンサイクルをつくるには、どうするとよいでしょうか。

まず大切になるのが、**将来の夢**です。夢を見ることは、脳にとって最高にワクワクするご褒美。脳の欲求は無限大。ということは、可能性も無限大ということです。

この夢は、どんなことでもいいし、変わってもよいのです。大事なのは、未来をワクワクした気持ちで考えること。それを自分の言葉で表現することです。

ですから、「こんなことをやってみたい」という話題を朝ごはんの団らんにどんどん出していきましょう。親のほうから、やってみたいこと、行ってみたいところを話題にしていくと、子どもも自由に夢を見ることができます。

もしかしたら誰かが「そんなことできるわけないじゃん」と言うかもしれません。そうしたときには、お母さんが「そう？　お母さんはそうは思わないわ。やってみたいと思うことが大切よ」と、しっかり言ってあげましょう。

最初は言葉にならないかもしれません。でも、時計回りプレートを毎朝食べているうちに、いろいろなことに興味がわくようになり、ドーパミンの分泌量が増えていきます。

ここはじっくり待つところ。お母さんが「こんな職業がいいんじゃない」と先回りしてはいけません。それを口にしたとたん、子どもは自分の言葉で夢を描けなくなります。

ある女性は、小学６年生のとき、「将来は物語を書く人になりたい」と宝物をそっと渡すような思いで、母親に打ち明けました。大好きな一冊に出会えたことがきっかけでした。すると、「いつか、〇〇さんのような有名小説家になってね」と、母親からたびたび言われるようになりました。子どもながらに、とてつもない期待を背負わされたような重たい気持ちになり、自分の未来にワクワクした気持ちを抱けなくなったといいます。

最近になり、「なんであんなことを言ったの？」と母親に尋ねると、「そんなこと、言ったかしら。覚えていないわ」との返事。お母さんにそんなつもりがなくても、何気ないひと言に子どもの心はゆらぎ、思考の自由度が奪われてしまうのです。

これは、多くの家庭で日常的に起こっていることです。親の考えを押しつけられていると感じたとき、子どものドーパミンはいっきに失われます。

**夢は子ども自らがたくさんの可能性のなかから選んでいくもの。**お母さんの役割は、その気持ちを言葉にしていけるよう導いていくこと。子どもがドーパミンを出し続けられるよう、サポーターに徹することです。

## 子どもは親の背中を通して、将来を見る

わが家は夫婦2人とも医者で、娘2人も大学は医学部に進学しました。でも、「医者になってほしい」と言ったことは一度もありません。

ただ、朝ごはんの団らんで、「昨日ね、仕事をしていたら、こんなにおもしろいことがあったのよ」「患者さんに『ありがとう』って言われて、すごくうれしくなっちゃった」と、**楽しかったこと、うれしかったことの話はたくさんしました。**

娘たちはそんな日常の話をワクワクと聞き、さまざまな質問をしてきました。そうして小学生のころには、「医者になって、たくさんの患者さんのために生きていきたい」と語

るようになっていました。

**私たちは娘たちを医者にしたいと思ったのではなく、大人になるすばらしさ、仕事をする喜びを伝えたいと思っていました。**その先に、将来の夢を子どもは見すえるようになっていくからです。そのために何をしたのか。働く自分の姿を見せ、感じさせ、考えさせ、悟らせたのです。

子どもは、親の背中をしっかりと見ています。

親がもし疲れた表情をして「仕事って大変なんだぞ」「あぁ、会社に行きたくない」「家事なんて、大変なだけ」と言えば、子どもは大人になることにネガティブな思いを抱えるでしょう。「仕事って大変そう」「大人ってイヤだな」と感じ、未来にワクワクとした夢を抱けなくなるのです。

でも、お母さんやお父さんが仕事の楽しさややりがいを、ときにおもしろおかしく、ときに真剣に話してあげれば、子どもは「大人ってスゴイ！」「かっこいい！」と感じるようになります。そのとき、子どもの脳ではたくさんのドーパミンが分泌されています。

そんな話を子どもとするためには、お母さんにもお父さんにもドーパミンが必要です。

## ワクワクする夢がドーパミンを増やす

ドーパミンは、ふつう、6カ月から3年間しか続けて分泌されない期間限定ホルモンです。将来をワクワクと夢見ているときにも分泌されますが、それだけでは続けて分泌するのが難しいのも事実。分泌量が減ってしまえば、夢もしぼんでいってしまいます。

そこで大事になるのが、ドーパミンサイクルの次の方法です。

まずは、**3年後の目標を持ちます。**将来の夢があると、そこへ行くまでに何が必要か見えてきます。たとえば、志望校への入学や、夢につながる分野で賞をとるなど。合格や賞の獲得は、脳にとって最高のご褒美です。

子どもは、自分に限界を設けないので、将来の夢を大きく語るでしょう。これはすばらしいことです。「実現できるかどうか」ではなく、「できたらすごいなあ。自分が誇らしくなるなあ」と心がワクワクと動くことのほうが、ドーパミンの分泌量を増やせます。

次に、**3年後の目標を実現するための、第一歩となる目標を6カ月後に設定します。**ここでは、「これくらいならできるだろう」という小さな目標、達成可能な目標にします。「この目標が実現できたら、次はこの目標もできそうだね」と**その次の6カ月後の目標もつくっておきます。**そうして、3年後の大きな目標実現まで、目の前の小さな目標を1つ

## ドーパミンサイクルのつくり方

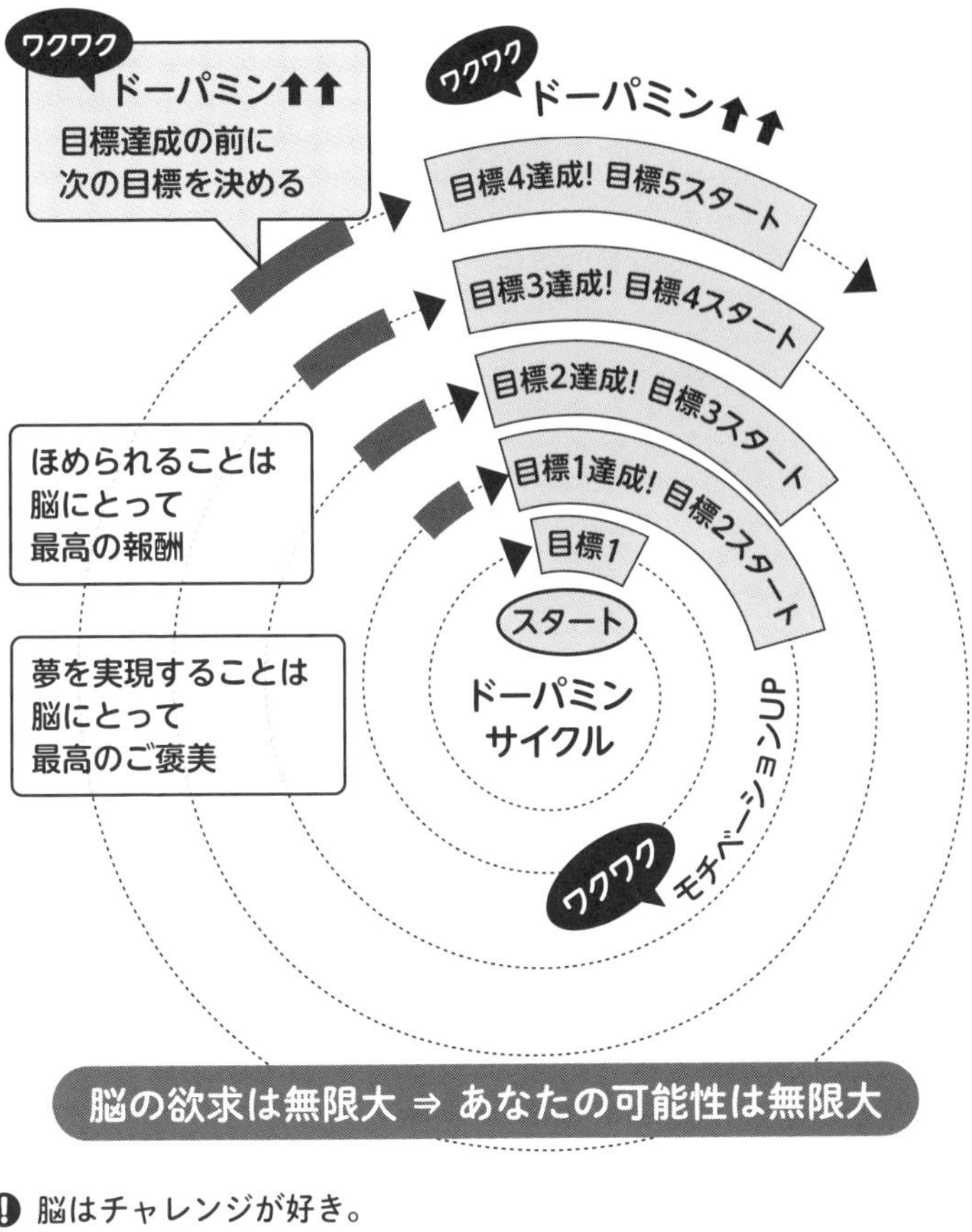


- 脳はチャレンジが好き。
  ドーパミンは目標設定と目標達成のとき、1つのサイクルで2回出る。
- ドーパミンサイクルをつくり出せれば、
  ドーパミンを枯らすことなく一生出し続けることができる。
- 楽しくて思うままの人生を築き上げられる！

1つ実現していくようにするのです。

大事なのは、小さな目標の達成がご褒美になること。それを実現できたとき、子ども自身が誇らしく思えることです。

そのご褒美は、ときに物質的なものになることもあるでしょう。物やお小遣いやごちそうなどです。「お金で動くのは三流」と前にお話ししました。ただ、将来の夢をかなえる力を築く最初の段階では、子どもの気持ちを動かすことが、まず必要です。ただし、これはあくまでも〝ご褒美〟。金銭的なものが目標にすり替わってはいけません。最初は奥の手として〝ご褒美〟を使っても、いちばんのご褒美は目標の達成。そのための努力をほめることで子どもの自主性を育て、目標の達成そのものがご褒美になるよう導いていきましょう。子どもの脳にとって、お母さんに心からの言葉でほめられることこそ、最高の報酬です。

そうして目標のレベルを少しずつ上げていき、3年後の目標達成まで、1つ1つコマを進めていきます。このとき大事なのは、**3年後が来る前に、次の3年後の目標を決めておくこと**。ここがドーパミンサイクルの大切なところです。目の前の目標が達成する前に、次の目標も決めておくこと。こうすることで、ドーパミンを枯らさないまま、次なるステップへと大きく飛躍していくことができるのです。

# 「テストの点や順位に一喜一憂しない」

子どもが幼いうちは、ドーパミンサイクルをお母さんが一緒につくっていきましょう。
学習面でお話をするならば、受験を最終目標にするのではなく、「どんな人になりたいのか」「どんな仕事をしたいのか」という**人生の夢をまず掲げること**。職業名でなくても、「こんなことをしたい」「どんな人になりたい」ということでもよいのです。ここを子ども自身が言葉にしていくサポートをしましょう。

志望校の合格は、そのうえでの1つの到達点とします。そして、志望校合格までに、英語検定や漢字検定など、合格するとうれしい試験を適度に入れていく。そうやって「自分はできるんだ」という自己肯定感を高めていければ、志望校の合格が実現可能なこととして、子どもがとらえられるようになっていきます。

一方、模試や定期テストはどのように考えるとよいでしょうか。ここもお母さんの言葉かけ1つです。

テストの点数や偏差値、順位だけを見て、お母さんが喜んだり、がっかりしたり、「もっとがんばりなさい」と言ったりすれば、テストは子どもにとってプレッシャーになります。ドーパミンも分泌されません。これでは勉強する意欲もわきませんし、シナプスも形成されません。知識は蓄積されても、能力の向上にはつながっていきにくいのです。

では、どうすると、テストをドーパミンサイクルに入れ込めるでしょうか。

お母さんが、**テストの点数ではなく、答案を見てあげることです**。ただし、間違えたところをダメ出しするためではありません。

「この前はここができていなかったのに、今回はできてるね！　よく勉強したんだね」と、子どもの努力を見て、ほめてあげるのが目的です。

「こんなに難しい問題、よく解けたね。すごいなあ」

そう言われて、うれしくない子はいないでしょう。点数や順位が問題なのではない。**目標に向けてがんばっているあなたがすごい**、と心からの言葉で伝えるのです。

事実、私はテストの順位や偏差値には意味がないと考えています。それは、他人と比べた評価だからです。

志望校の合格に大事なのは、すべての分野をくまなく勉強し、受験の日にその能力を発揮できること。テストは、十分に理解できていない部分を洗い出すためにあるのです。

つまり、テストとは子どもの能力を判定するものではなく、**将来のために子どもが活用するためのものです**。ですから、点数だけを見て、お母さんが怒ったり嘆いたりしては、絶対にいけません。

そもそも子どもは、お母さんが喜んだ顔が大好きです。怒られたりがっかりされたりする原因になれば、テストはイヤな出来事になりますが、お母さんが心から喜んでくれる出来事になるならば、楽しいこととして認識されるでしょう。

## ドーパミンは食べ物で増やせる

ドーパミンの分泌量を増やすには、それをつくるための栄養素が必要です。材料がなければ、ドーパミンを生み出せません。ワクワクする夢探しにはまず、食事が大切です。

では、どのようなものを食べるとドーパミンを増やせるでしょうか。

次のページを見てください。ドーパミンがどのようにつくられるかが書かれています。

ドーパミンの原料になるのは、まず〈**たんぱく質**〉です。

たんぱく質は、肉や魚介類、卵、大豆の主成分となる栄養素です。

たんぱく質は、〈カルシウム〉や〈ビタミンC〉、胃酸の力を借りて、〈L－フェニルアラニン〉という成分に分解されます。次に、〈L－チロシン〉になります。このとき、〈ナイアシン（ビタミン$B_3$）〉〈ミネラル〉〈鉄〉が使われます。

## ドーパミン・セロトニンのつくられ方と必要な栄養素

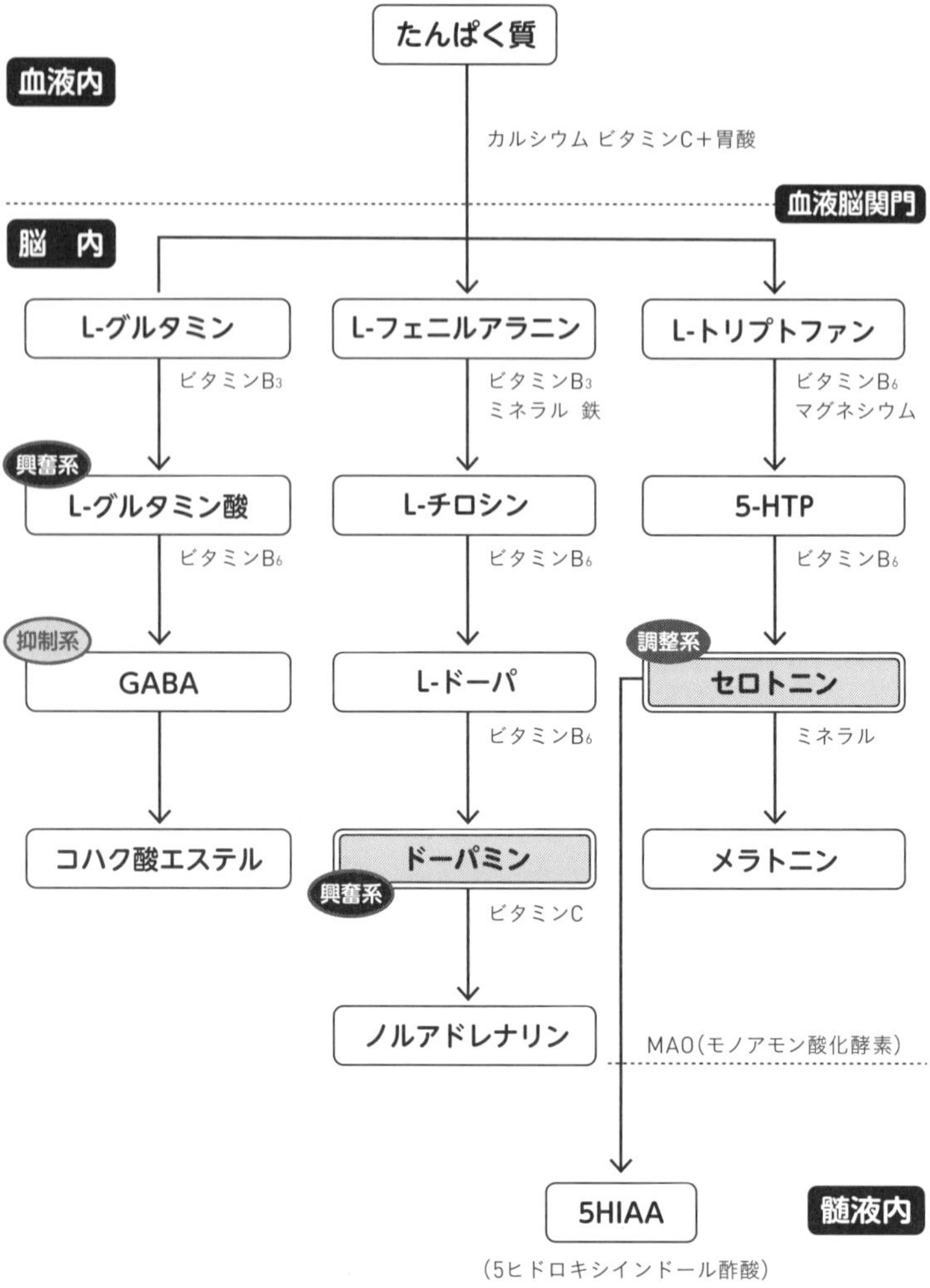

たんぱく質
血液内
カルシウム ビタミンC＋胃酸
血液脳関門
脳 内
L-グルタミン
L-フェニルアラニン
L-トリプトファン
ビタミンB3
ビタミンB3
ミネラル 鉄
ビタミンB6
マグネシウム
興奮系
L-グルタミン酸
L-チロシン
5-HTP
ビタミンB6
ビタミンB6
ビタミンB6
抑制系
GABA
L-ドーパ
調整系
セロトニン
ビタミンB6
ミネラル
コハク酸エステル
ドーパミン
メラトニン
興奮系
ビタミンC
ノルアドレナリン
MAO（モノアモン酸化酵素）
5HIAA
髄液内
（5ヒドロキシインドール酢酸）

ナイアシン（ビタミン$B_3$）は、マイタケ、シイタケ、ヒラタケ、エリンギ、エノキタケ、ブナシメジ、ナメコなどのキノコ類や、トウガラシ、落花生などに含まれます。

また、L-チロシンは、カツオ、タケノコ、納豆、アーモンド、ゴマ、ナッツ、バナナ、アボカドに豊富です。

次に、L-チロシンは〈L-ドーパ〉になり、〈ドーパミン〉がつくられます。このときには、〈ビタミン$B_6$〉が必要になります。

ビタミン$B_6$は、マグロ、カツオ、鮭、バナナに豊富です。

つまり、**ドーパミンの分泌には、〈たんぱく質〉〈カルシウム〉〈ビタミンC〉〈ナイアシン（ビタミン$B_3$）〉〈ミネラル〉〈鉄〉〈ビタミン$B_6$〉を含む食品を食べるとよいのです。**

それらの栄養素を毎日とることで、ドーパミンを分泌する準備ができます。

反対に、これらの栄養素のうち1つでも欠けることがあれば、ドーパミンはつくられなくなってしまうのです。

でも、毎日の食事で、こんなにそろえるのは大変そうに感じますよね。

大丈夫です。時計回りプレートは、ドーパミンに必要な栄養素をくまなくとれるように考案されています。意欲を高め、1日をワクワクと過ごせるよう計算されているのが、時計回りプレートなのです。毎朝、これを食べれば、ドーパミンもシナプスもエネルギーも、十分に生み出していけるようになるのです。

## ドーパミンタイプは、コツコツ生きることが嫌い

時計回りプレートとお母さんの愛にあふれた言葉かけ。

この2つがそろうと、子どもは**ドーパミン優先**の性格になっていきます。理想の人生を築くことのできる性格です。

ところがもう1つ、ドーパミンには困った性質があります。上手にコントロールしないと、暴走しやすい性格になってしまうのです。

ドーパミンが暴走すると、キリギリスタイプの性格になります。寓話『アリとキリギリス』のキリギリスです。

楽しいことが大好きなキリギリスは、コツコツと必死に生きることを「愚か」と考えます。人生が楽しくてしかたがなく、自分の好きなことだけをしているのに経済的にも恵まれ、地位も名誉もひとりでに集まってきます。必死に生きる必要がないのです。

ただ、大きな欠点があります。まわりに目を向けるのが下手なぶん、凍える冬を迎える準備ができていません。ドーパミンが出なくなったときに心身ともに燃えつき、「どうで

もいい」「死んでもいい」という気持ちになりやすいのが、ドーパミンタイプの特徴です。

ひと言でいうならば、ドーパミン優位の人は、オンリーワンタイプ。自分の能力を信じ、世界を切り拓いていける積極的な性格で、社会的に成功しやすいタイプです。ただし、目標を見失ったとき、急激に意欲を失いやすい危うさも持っています。

この欠点は、どうにかしなければいけません。

そのためには、**セロトニン**を増やすとよいのです。セロトニンは調整系のホルモンです。暴走しやすいドーパミンを、ほどよく調整する働きを持っています。

セロトニンは、別名「**調整ホルモン**」「**リラックスホルモン**」「**精神安定ホルモン**」。「**幸せホルモン**」とも呼ばれます。

ドーパミン型の性格を求めるならば、それを調整するセロトニンも同時に分泌できるようにしてあげること。そうすると、気持ちが安定し、幸福感を高められます。目標を見失ったり、激しく落ち込んだりすることがなくなるのです。

しかもセロトニンは、ドーパミンのように分泌が不安定になりません。安定して出し続けることができるのです。そのために必要なこと。それは、「幸せ」と感じる気持ちです。

## 「つくす気持ちが人の幸せ量を決める」

お母さんの愛の器が、オキシトシンという愛情ホルモンでつくられることはお話ししました。子どもは、お母さんの雄大な愛の器のなかで、自由に泳ぎ回っているとき、幸福感をもっとも豊かに感じます。そのとき、子どもの脳内ではセロトニンが分泌されます。

また、オキシトシンの分泌は、お母さん自身のセロトニンの活性化ももたらします。セロトニンは、人に優しくして「幸せだなぁ」と感じたときにも分泌されます。誰かにつくすことで脳内量が増えるのです。

つくす方法は、いろいろあります。**誰かに親切にする、優しい言葉をかける、ボランティアをする。道に落ちているゴミを拾う**だけでもよいのです。

つくす相手が、子どもや夫など、自分にとって身近で大切な家族であれば、なおのことセロトニンの分泌量は多くなります。幸せを感じやすいからです。家族のために毎朝、おいしくて栄養バランスのよい朝ごはんを用意する。このとき、「幸せだなぁ」という感情を意識することでも、セロトニンは分泌されます。

お母さんがセロトニンを出せば、オキシトシンの分泌量も増え、子どもにも夫にもそれが伝わります。すると、子どもや夫の脳内でもセロトニン量が増えます。**幸せだなあという思いは、周囲の人にどんどん広がっていくのです。**

そうしてセロトニンの分泌量を増やしていくと、ドーパミンの暴走を抑えられます。夢を追うことにも、日々のささやかな出来事にも、幸せを感じられる性格になるためです。

セロトニンを分泌できないと、せっかくドーパミン型の性格になっても、幸せになれないことが出てきます。結婚や子育てに向かないからです。ドーパミン型は夢追い人なので、それだけになってしまうと、日常のささやかな出来事に興味がわかなくなるのです。

でも、セロトニンを分泌できるようになると変わります。子どもをいつくしみ、パートナーとの仲もよくなります。「**大切な人を幸せにしてあげたい**」との思いが強まるからです。

「夫が子育てや家事に協力的ではない」というのが、妻がイライラする理由の1つ。夫が妻に優しくなれないのは、セロトニン量が減っているからです。

結婚から10年たっていても、20年たっていても、セロトニンで夫は変わります。もし今、夫があなたに関心がないそぶりを見せていたとしても、それは愛がなくなったからではありません。セロトニンもドーパミンも出なくなり、愛を感じなくなっているのです。

セロトニンはドーパミンと競合しないので、一緒に増やすことができます。両方を分泌できれば、あなたも夫も子どもも、**最高で最強の人生**を送れるようになります。

## 幸せホルモンには、バナナやアボカドがよい

セロトニンの分泌量を増やすには、材料となる栄養をとることも大事です。再び132ページを見てください。セロトニンも、〈たんぱく質〉が原料になります。たんぱく質が分解されるために、まず必要になるのは〈カルシウム〉と〈ビタミンC〉、そして胃酸であることは、ドーパミンと同じ。セロトニンの場合は、そこで分解されてできる〈L-トリプトファン〉というアミノ酸が材料になります。

トリプトファンは、現代人にもっとも不足しているアミノ酸です。幸福感を感じられない人が増えているのは、トリプトファンが減っていることが最大の原因と言えるでしょう。

その材料となるのは、魚、大豆、アボカド、ナッツ、バナナ、パイナップル、緑黄色野菜、牛乳、チーズなどです。

ここに、〈ビタミン$B_6$〉〈ナイアシン（ビタミン$B_3$）〉〈マグネシウム〉も必要となります。マグネシウムは、アーモンドをはじめとするナッツ類、魚介類、海藻類、豆類などに豊富です。

さらに食事以外の行動から、セロトニンを増やしていくこともできます。たとえば、**よく笑うこと**。朝の団らんのとき、家族みんなでおしゃべりをし、たくさん笑い合いましょ

う。そんなことでも、家族みんなのセロトニン量がぐんぐん増えます。

加えて、ラベンダーなどの**よい香りをかぐこともいい方法**。ラベンダーのアロマを焚いてあげると、家のなかが幸福感に包まれます。

朝起きたら、**朝日を浴びることも大切**。また、リズム体操をすることなどでも、セロトニン量を増やせることがわかっています。

## ホルモンのカクテル具合を意識すると、理想の性格になれる

人の性格は、男性ホルモンの「**テストステロン**」と女性ホルモンの「**エストロゲン**」にも大きな影響を受けます。簡単に言えば、テストステロンは男性らしさを、エストロゲンは女性らしさをつくるホルモンです。

男の子、またはお父さんの場合、理想の性格をつくるホルモンのカクテル具合は、「**ドーパミン5＋テストステロン3＋セロトニン2**」。ここを意識しましょう。

テストステロンは、男性特有の精悍《せいかん》な顔立ちや逆三角形の体型、厚い胸板、低い声などをつくります。たくましさや勇敢さを生み出すホルモンです。男性の精力を高めるのも、テストステロンです。

ドーパミン優位でありながら、テストステロンも十分に分泌されていて、セロトニンがサポートしている。ここを意識していくと、能力に優れ、社会的な成功をつかむことができ、家庭にも恵まれる男性の幸せな性格が築かれます。

一方、女の子、またはお母さんの場合は、仕事を持つのか、専業主婦で生きるのかによって、意識したいカクテル具合は変わってきます。

ただ、いずれにしてもエストロゲンは重要です。

エストロゲンは女性らしい外見をつくり出すホルモンです。豊かな胸とくびれたウエスト、プルプルで透明感のある肌、サラサラでつやつやの髪、ぷっくりとふくよかで赤い唇などはエストロゲンがつくり出します。

このエストロゲンの別名は「**女性ホルモン**」。母性を生み出すホルモンでもあります。このホルモンがしっかり働いている女性は、育児や家事を楽しいと感じます。

そんなエストロゲン女子の最大の特徴は、一途《いちず》な性格であること。

「あなたのおかげで幸せよ」「あなたにつくすことが私の幸せなの」という気持ちに幸福感を覚えるのです。

こうしたエストロゲン女子を妻にすると、家庭内がとても落ち着くので、男性は外でせいいっぱい仕事ができるようになります。しかも妻は、女性らしい体型と美しい肌をしています。異性が愛し、同性がうらやむ女性像がそこにはあるでしょう。

ただし、エストロゲンが強くなりすぎると、社会に出ていこうという意欲が失われます。社会的な成功は望まず、家庭にいるのがいちばんの幸せになるからです。また、子どもに寄り添う力や、子育てを勉強しようという意欲、子どもの能力の向上につくそうという気持ちが弱くなります。ここまで行ってしまうと、子育てには向かなくなります。

女性にとってエストロゲンは大事なホルモンですが、どのように生きたいかで、どの程度優位に働かせるかを変えていくことです。

社会的な成功も、家庭的な幸せも、どちらも手に入れたいと願う女性は、ホルモンのカクテル具合を「**ドーパミン５＋エストロゲン３＋セロトニン２**」に。

社会的な成功はいらないので、専業主婦として家庭の幸せをいちばん大切にしたい女性は、「**エストロゲン５＋セロトニン４＋ドーパミン１**」に。

そのように意識してホルモンをコントロールしていくと、理想的な性格になれるでしょう。

## 男性ホルモン優位のお母さんが増えている

ホルモンのカクテル具合は、どんなものを毎日食べているか、そしてどんなことを意識して生活するかによって、自ら変えていくことができます。

**ホルモンのカクテル具合を変えれば、人生はいっきに幸せと成功に導かれていきます。**

そこに向かっていく性格が築かれるからです。

ところが現実は、どうでしょうか。必死にがんばっているのに、思うように物事が進まず、つらそうで大変そうな人が大勢います。

お母さんたちからは、「子育てが楽しくてしかたがない」という言葉より、「家事と育児が大変」「疲れる」「ストレスでおかしくなりそう」という声をたくさん聞きます。

なぜ、家事や育児の喜びが薄らぎ、大変さに目が向きやすくなっているのでしょうか。

ホルモンのカクテル具合が、崩れてしまっているからです。具体的には、テストステロン優位の性格になってしまっているのです。テストステロンは男性ホルモンなのに、これが優位な性格になっている女性を、私は「**テストステロン女子**」と呼んでいます。

テストステロンの別名は「**闘争ホルモン**」。競争や支配の感情を生み出す作用が強いのです。このホルモン優位の人は、いつも誰かと競争しています。身近な人にライバル心を燃やし、一生懸命にがんばるのがこのタイプ。誇りよりも、プライドの高いタイプです。

テストステロンは女性の体内でも分泌されています。女性ホルモンは、テストステロンなどの男性ホルモンをもとに合成されているからです。**男性ホルモンは、女性の体内でも、エストロゲンのなんと10倍以上もの量が分泌されています**。

ですから、女性であっても、自ら意識してエストロゲンを優位に働くようにしていかないと、いとも簡単にテストステロン女子になってしまうのです。

女性がテストステロン優位の性格になってしまうと、家庭のなかの幸福感はことごとく失われていきます。無意識のうちに、家族を支配しようとするからです。夫や子どもを自分にしたがわせようとしてしまうのです。

テストステロン女子の口ぐせは、「勉強しなさい」「宿題しなさい」「お手伝いをしなさい」。子どもが自分のタイミングで始めることを待つことができません。自分を常に優先して考え、「子どもは自分にしたがうもの」と思ってしまうからです。

しかし、そうした言葉は、子どもの能力を退化させます。ドーパミンの分泌を止めてしまうからです。こうなると、シナプスが増えません。

一方、**ストレスホルモンであるノルアドレナリンを増やします**。子どもの脳内でこれが分泌されれば、勉強もお手伝いもストレスとしか感じられなくなります。

しかも、テストステロン女子は、よその子とわが子を比べて、優劣をつけるクセがついています。わが子がまわりの子より勝っていればうれしく、劣っていれば悔しいと感じてしまう。その言動は、わが子の競争心をあおり、ストレスを感じやすい孤独感の強い性格に育てるのです。

## 夫さえ競争する相手になってしまう

テストステロン女子になると、夫婦関係もうまくいかなくなります。夫も競争する相手になってしまうからです。夫に対しても、闘争心が働いてしまうわけです。

テストステロンが優位になると、女性の体内でもエストロゲンが働きにくくなります。男性ホルモンと女性ホルモンは競合するため、一方が強くなると、一方は弱くなるのです。テストステロンが強く、エストロゲンが弱くなると、育児や家事に喜びを見出せなくなります。しかも、夫への闘争心が高まります。こうなると、「なぜ、自分ばかりが大変な思いをしなければならないの」という、いら立ちを抑えられなくなってしまうのです。

自分は育児に家事に忙しく動き回っているのに、夫は自分の好きなことをしている。

朝、子どもが泣いていても、素知らぬふりして出かけてしまう。「手伝って」と言ってもなかなか動かず、やっと動いても、きちんとやってくれない。テストステロン女子をいら立たせる夫の言動は、数え上げればキリがないでしょう。好きで結婚した相手でも、エストロゲンもドーパミンも出なくなると、それはもう「つくしたい相手」ではなく、競争する相手になってしまうのです。

こうなると、女性自身がとてもつらく、苦しく、悩みの多い日々を過ごすようになります。何もかもうまくいかず、ストレスばかりがたまるようになってしまうからです。「私のことを大切にしてくれない」という思いは、「夫は役に立たない」という不満になり、「夫は家にいないほうが平和」と、やがて邪魔な存在として映るようになります。性格が男性化しているので、1人のほうが気楽なのです。

離婚に突き進む女性も多くなります。自分が仕事をしていて、経済的になんとかなるならば、夫は必要なくなるからです。狭い家庭のなかに競争相手がいるのは、それだけで大きなストレスですから、早く離れたくもなります。

こうしてテストステロン女子は、家庭的な幸せを手放す方向へと歩んでいきます。人から愛されることも、慕われることもない性格になってしまうからです。そんな性格ゆえ、孤独感だけは大きくふくらんでいってしまうのです。

## 家庭の外と内では男女の役割が違う

なぜ、テストステロン女子が増えているのでしょうか。

1つの理由は、「**男女平等**」の考え方にあります。

今のお父さんお母さん世代は、「**男女共同参画社会**」がうたわれ始めたときに、子ども時代や青春時代を過ごしてきました。それまでの女性の多くは、仕事か家庭か、社会的にどちらかを選ばざるをえない状況のなかで生きていました。

ところが、国が「男女は社会活動に参画する機会も平等で、経済的にも責任も平等になるべき」という社会を目指しました。

それでも現実問題として、女性が社会のなかで男性と肩を並べて責任をまっとうするのは大変です。子どもを産めば、なおのこと。預けられる先がなければ、仕事を辞めるしかなく、子どもが風邪を引けば仕事を休むことになる。朝はあわただしく家族のために働き、帰宅後には山盛りの家事と育児が待っている。ところが、夫は家で悠々とくつろいでいる。

男女平等の考えがしみ込んでいると、女性はそのジレンマに悩まされることになります。

男と女は、社会でも家庭でも、肩を並べる相手であり、対等なパートナーであるべきと考えれば、夫だけくつろぎ、自分は家事に追われる状況は許せないでしょう。

ここからテストステロン女子が生まれます。夫と自分は対等である、とする考えは、闘争心を生みます。闘争心が働けば、テストステロンが大量に分泌されます。こうなると、女性ホルモンが減っていきます。「つくす」という思いは消え、目の前の夫を服従させようという気持ちが強まります。しかし、これは「生物」としての人間の本能なのです。

## 「お父さんが中性化すると、子どもの社会性が崩壊する」

テストステロン女子が増えていく一方、多くなっているのが、**中性化した男性**です。テストステロンの強い女性と一緒にいるには、自分のテストステロンを弱めなければ平穏に暮らせなくなります。

私も、人権は男性も女性も平等であり、個人の尊厳は重んじられるべきものだと考えています。会社など社会において、男女の格差があってはならないと心から思っています。

しかし子育てには、男女平等の考えを持ち込んではいけません。ここはお母さんがしっかり認識しておくべきところです。

**家庭内での子育てにおいて、お母さんとお父さんに求められる役割は違うのです。**

子どもにとって**お母さんは、絶対の味方であり、愛の器で包み込んでくれる存在です。**この世界は安全で安心できる場所だと教えてくれる安全基地です。

一方、**お父さんは、子どもにとって社会を教えてくれる存在です。**社会に出ていったとき、尊敬され、信頼される人物に育てるのがお父さんの役割です。

お父さんを中性化させたら、子どもに大切なことを教えられません。お父さんとは「お母さんにしたがう人＝お母さんのほうが強い」と子どもが見るからです。子どもにとってお母さんは自分と一緒の存在。お母さんがお父さんより上、ということは、自分もお父さんより上、と子どもは感じます。そこから尊敬の念が生まれるでしょうか。

社会性を教える存在のお父さんに尊敬を持てなければ、社会に対する尊敬も、あこがれも生まれません。社会をあまくみて、「なんでも自分の思いどおりになる場所」と考えるようになる危険性すらあります。

今、この社会性が育っていない子が多くなっているようです。授業中にさわいだり、おしゃべりをしたり、歩き回ったりするのは、その一例です。

## 夜眠る前の、本の読み聞かせは、お父さんの仕事に

イクメンがもてはやされています。

今でいうイクメンとは、お母さんに楽をさせてあげるお父さんのこと。休日に、お母さんに自由な時間をつくってあげるために、子どもの世話や家事をするお父さんを、イクメンと呼びます。

でも、これが本当のイクメンでしょうか。「**子育てする男性**（メンズ）」というのが本来の意味。子育てにおける男性の役割は、あくまでも社会性を育んであげることです。

そうだとするならば、**子どもと同じ目線で、子どもと同じことをする男性が、本当のイクメンでしょう**。子どもと一緒に日曜大工をしたり、サッカーや野球をしたり、畑をつくったり、アウトドアの遊びに率先して連れ出してくれるのが、イクメンです。

男性が本来得意とすることを、子ども目線で一緒にする。毎日の団らんでは経験できないような、家族でワクワクする経験をさせてくれる。父親だからこそできることです。

こうした男性をイクメンと呼ぶべきで、ママのためにお皿洗いや洗濯物を干すのがイクメンとは言えないでしょう。ママを楽にする「ママメン」です。

夫婦を子育てにおける１つのチームと考えれば、もちろん役割分担は必要です。

では、平日の生活で、お父さんにはどんな育児を分担してもらうとよいでしょうか。

**夜眠る前の、本の読み聞かせが最高です。** これは、お母さんよりお父さんのほうが適任です。本は、社会の出来事を伝えるものだからです。また、お父さんの抑揚のない読み方は、就寝前、子どもの心をリラックスさせるのに最適とも言えるでしょう。

そうしてお父さんに寝かしつけをしてもらっている間に、お母さんは夕飯の片づけと明日のしたくをする。そのほうが、お母さんも気が楽ではないでしょうか。

お父さんに夜、本を読んでもらうことが習慣になると、子どもが大きくなったとき、社会的な話をお父さんとするようになります。一緒にニュースや新聞記事を見ながら、時事ネタを語り合うという、すばらしい父子関係が築かれるでしょう。そんな尊敬するお父さんには、社会のなかで感じた悩みを相談するようになります。

**何かあったときに逃げ込む安全基地は優しいお母さん、人生に悩んだときに相談するのは尊敬するお父さん**という構図をつくると、子どもはのびのび育っていきます。

反対に、お父さんが中性化して、お母さんのような存在になっていくと、子どもはどっちつかずになり、自分が育っていく方向を見失いやすくなります。

子どもには、「男性化したお母さん」も「女性化したお父さん」もいらないのです。

## 夫をイクメンにしてよいことは何もない

今で言う「イクメン」、私の言葉では「ママメン」に夫をしないことは、女性のためでもあります。

**男性が中性化すると、社会で競争できなくなるからです。**

男性が出世したり、経済力を高めたりしていくには、競争も必要です。そのとき、テストステロンをおおいに働かせなければいけません。ストレスもつのります。それでも出世していくには、家庭のなかではストレスを癒し、テストステロンを働かせられる状態を万全に整えてから、外に出ていく必要があります。

堅実にひたすらがんばるのが、テストステロンタイプの性格です。

しかも、テストステロンタイプの男性は、結婚にも向いています。１人の女性を愛し、守りたいという意識が強いからです。子どもをかわいがり、できる限りの教育を授けたいとも考えます。家庭を統率しようとする思いが強いのも、このタイプの男性の特徴です。

こうしたテストステロンタイプの男性は、エストロゲンタイプの女性を好みます。でも、もし、テストステロン女子と結婚してしまったら――。お互いにぶつかりやすく、けんかが絶えなくなるでしょう。

最近は、けんかを避けてできるだけ平穏に過ごすため、自分のテストステロン量を落とす男性が多くなりました。自らを中性化させるのです。いわゆるイクメンです。こうなると、社会で出世する力を失います。それは、経済力を落とすことにもつながります。テストステロンの働きを落としたら、男性は社会において精力的に活躍することができません。そんな男性に「もっと稼いでほしい」と言っても、かなうことではなくなってしまうのです。

イクメンがもてはやされる昨今、「うらやましい」と感じる女性は多いでしょう。でも、子育てにおいても、経済力においても、よいことばかりではありません。ただ、自分をほんの少し楽にしてくれる、というだけです。

それならば、女性がテストステロン量を減らして、エストロゲンをたくさん働かせたほうが、家庭は円満です。お母さんの女性らしさもよみがえり、夫からはたくさん愛してもらえるようになるでしょう。

## 「朝食には豆腐を、部屋にはバラを」

テストステロン女子も、**エストロゲンを分泌できるようになると、テストステロンが働**

**かなくなっていきます。**テストステロンとエストロゲンは競合するので、エストロゲンが強くなれば、テストステロンの働きを抑えられるのです。

そのためには、食事も大切です。エストロゲンの材料となる良質なたんぱく質をしっかりとりましょう。

とくに、豆腐や納豆などの大豆食品は毎日食べることです。大豆に含まれるイソフラボンには、女性ホルモンと同じように働く作用があります。豆乳やきな粉なども積極的にとりたい食品です。私も毎朝、豆腐か納豆のどちらかを量を多めに食べています。おからもおすすめです。

反対に、肉をたくさん食べると、テストステロンが強くなります。男性のテストステロン量を回復させるには肉がよいのですが、女性が一緒になってたくさん食べてしまうと、テストステロン女子に戻ってしまいます。肉は食べても少量に抑えることです。

一方、**「女性らしさ」**を意識することでも、エストロゲンは働きます。**まずは服装です。**黒や茶、紺、青などの暗い色ではなく、ピンクや白など女性らしさをイメージさせる優しい色を着ましょう。パンツよりもスカート、固くかっちりした素材の服より、ニットなどやわらかで軽やかな素材のほうがエストロゲンの分泌には適します。

一日中家にいるからと、部屋着にぼさぼさの髪のまま過ごせば、エストロゲンは枯れていきます。**あなたがいちばん美しい姿を見せたいのは、家族であるはず。**朝起きたらメイクをして髪を整え、今日のあなたを素敵に見せてくれる服を着るのは大切なことです。**家のなかには、花を飾りましょう。**おすすめは、バラ。バラの香りには、ゲラニオールという成分が含まれます。この成分には、脳を刺激して女性ホルモンの分泌をうながす働きがあります。バラのエッセンシャルオイルで部屋を満たしてあげるのもよいでしょう。

## 「勉強しなさい」と言うと、子どものシナプスを増やせない

性格を決める4つのホルモン。そのカクテル具合を乱すホルモンがあります。それが、ノルアドレナリンです。追い込まれたときに大量に分泌されるストレスホルモンです。人間は追い込まれると、思ってもみないほどの能力を発揮することがあります。そうした「火事場のバカ力」を生み出すのが、ノルアドレナリンのパワーです。

たとえば、「勉強しなさい」「お願いだから、勉強して」とお母さんに言われたとき、子どもの脳ではノルアドレナリンが出ています。大切な試験が3日後に控えているのに、まったく勉強していない、というときにも、ノルアドレナリンが分泌されます。

ノルアドレナリンが出ると火事場のバカ力が働き、勉強がはかどり、よい成績をとるこ

とがあります。でも、追い込まれてすることなので、**楽しさはありません。**「親のために勉強させられている」と勘違いしている状態なので、勉強するほどストレスが膨らみます。それによって、イライラしたり怒りっぽくなったり、気持ちが不安定になるのです。

こうしたネガティブな感情では、どんなに勉強しても、シナプスは増えません。**記憶として定着しないのです。**がんばって勉強した内容も数日のうちに忘れるでしょう。

それでも親が「勉強しなさい」と継続して追い込んでいけば、志望校に合格できるかもしれません。けれどもその子の脳には、「勉強はやらなければいけないけれども、イヤなこと」と強くたたき込まれます。すると、合格したとたんに気が抜け、さらに学んでいく意欲が失われます。火事場のバカ力が消え、何をどうがんばればよいのかわからなくなるのです。

**ノルアドレナリンは、できる限り分泌させないことです。**性格がどんどんネガティブになり、幸せとは正反対の方向へ思考が走ってしまうからです。

## 「小さな失敗を乗り越える力を身につける」

脳のなかでノルアドレナリンが優位に働くようになると、「叱られたくない」という気持ちがモチベーションを高める原動力となります。恐怖や不快感、嫌悪感を避けるために、がんばるようになるのです。

こうなると、小さな失敗を恐れる気弱な性格になっていきます。すぐになんでもあきらめてしまう子になるのです。

しかも、思考がネガティブなため、人を心から信じられません。他人から少しイヤなことを言われただけで、傷ついてしまうからです。こうなると、「人の本性は悪である」という性悪説の思考になります。非常にストレスのたまる考え方です。人に心を許すことができなくなるのです。

しかし人とは、小さな失敗をくり返しながら、思うようにいかないことへの対処法や乗り越え方を学んでいくもの。失敗の原因を自ら考え、そこから何を学ぶかが重要なのです。

そうすることで、最後まであきらめずにやり抜く力、限界を打ち破る力を育みます。強くぶれない心が築かれるのです。

**限界とは、自分の心のなかに、自分自身がつくったハードルです。**自分自身がつくったものならば、自分自身で壊すこともできれば、乗り越えることもできます。小さな失敗は、さらに大きな努力や挑戦をするチャンスなのです。このとき、**「あなたならできる」**とお母さんが背中を押してあげれば、子どもは見事に飛び越えてみせるでしょう。

でも、ノルアドレナリンタイプの子は、これができません。小さな失敗を恐れるために、限界と感じるものの前で、怖気《おじけ》づいてしまうのです。

こうして考えると、お母さんが毎日のように「勉強しなさい」「手伝いをしなさい」と強制することの危険性がわかるでしょう。お母さんが「勉強しなさい」と言うたびに、子どもの脳はノルアドレナリンに侵されていくのです。

## 教育は、知的好奇心の上に成り立つ

私たち母親が毎日行っている子育てとは、教育です。教育とはまず、家庭のなかでお母さんが礎を築くもの。その礎があってこそ、学校教育が子どもの身になるのです。

では、**家庭で必要な教育とは何でしょう。知的好奇心を芽生えさせ、刺激することです。**

子どもが「どうして?」「なんで?」と疑問を持ったとき、答えをすぐに与えるのではなく、「どうしてだろうね」「ほんとに不思議だね」と、お母さんが一緒に調べる。そうして子ども自身が納得する答えを見つけられるよう、サポートする。日常の遊びのなかで「学ぶこと」「知ること」の楽しさを見つけることで、子どもの知的好奇心は育っていきます。

この知的好奇心が育まれた状態で勉強すると、学ぶことがおもしろくなります。楽しいことは、自分からどんどんやりたくなるものです。すると、ドーパミンが分泌されて脳の神経細胞が刺激され、シナプスが増えます。それによって思考力も記憶力も高まり、一度覚えたことは忘れず、どんどん知識を積み重ねていけるのです。

教育とは、限りない知識を身につけることによって、本来、人間が内部に備えている才能を引き出し、それを自由自在に活用できるようにすることです。

そして、**教養のある人とは、自らの心に備わっているさまざまな能力を自在に使いこなし、自らの夢や目標を達成していく人のことを指すのです。**

「勉強をしなさい」と言うことは、教育とは正反対の指示です。それを子どもに言い続ければ、教養のない人間を育てることになります。それがわが子の望む未来でしょうか。

もし、「子どもと一緒に本を開くなんて、そんな余裕も時間もない」とお母さんが思うならば、お母さん自身のドーパミンもエネルギーも不足しているのです。

まずはいつもより早起きをし、時計回りプレートをつくって、家族みんなで食べることから始めましょう。10日間続けてみてください。

その間は、子どもが勉強をしなくても、宿題をしなくても、いっさい何も言わないこと。

そして、子どもが自ら勉強の道具を開いたとき、初めて「すごい！　自分から勉強を始められるなんて、お母さんうれしい！」と、心からの言葉でほめてください。

子どもは「あたりまえだよ」と言いながらも、誇らしい顔をするでしょう。このときこそ**ドーパミンが分泌され、自主性が育まれている瞬間なのです。**

この瞬間を積み重ねていくことが、お母さんの愛情です。時計回りプレートを毎朝食べていれば、子どもの脳のなかでは、ドーパミンが働き始めます。なんの心配もいりません。

子どもはみんな全知全能の力を持って生まれてきているのです。お母さんはただワクワクしながら、子どもの変化を見守っていけばいいのです。

# 第5章

# 「時計回りプレート」が子どもの未来を変える

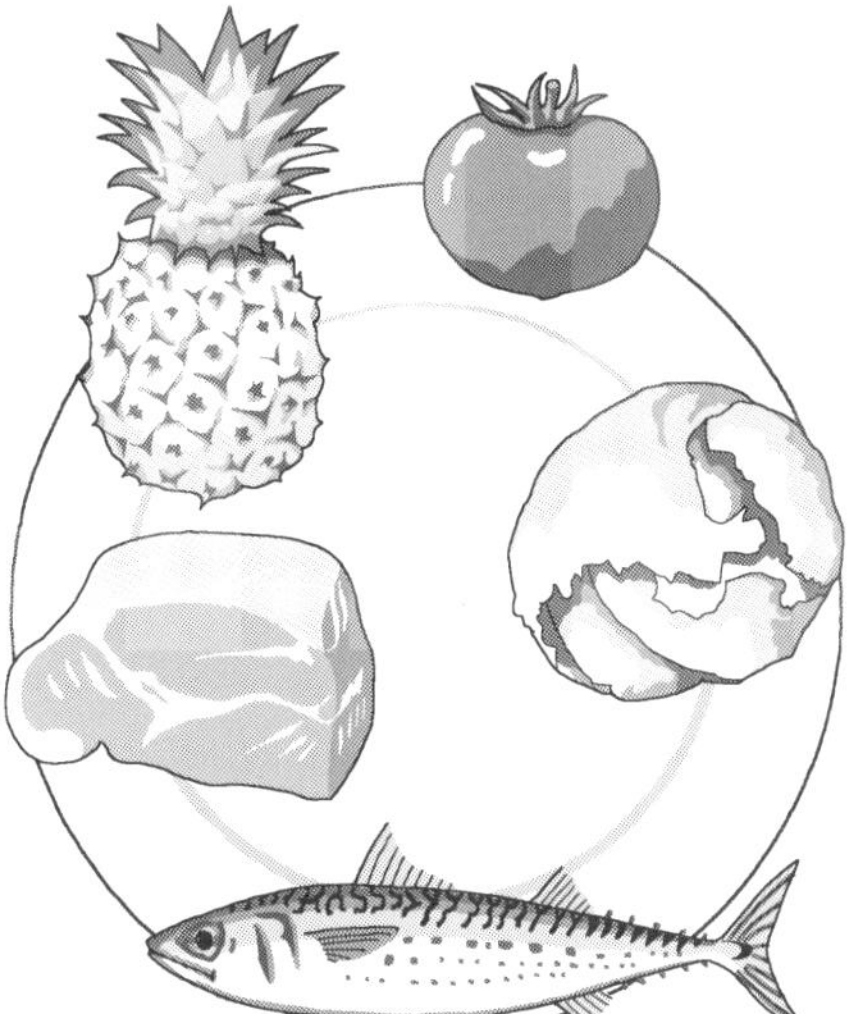

## 人の能力は、「経験×量」で発展していく

人は、朝ごはんを食べるチャンスを年に365回持っています。3年で1095回、10年で3650回。「たかが朝ごはん」と軽視していると、10年後には大きな差となって現れます。

人の能力は、**「経験×量」**で発展していきます。年数がたてばたつほど、回数が増えれば増えるほど、違いはふくらんでいくのです。

3歳のころまではみんな横並びのように見える子どもたちも、10歳になると大きな違いが見えるようになります。毎朝、ごはんをきちんと食べ、お母さんの愛の器でのびのびと泳がせてもらっている子ほど、才能をぐんぐんと伸ばしているでしょう。

時計回りプレートは、人の能力を最大限に引き出せるよう考案した食事療法です。毎朝食べることで、ホルモンのカクテル具合が整ってきますので**性格がポジティブになり、エネルギーの産生量が増えて活動的にもなります。勉強への意欲も高まるので、子どもの成績も上がります。**

2年前に相談を受けたある患者さんの子は、時計回りプレートを始めてから3カ月後、

中学3年生になって初めての実力テストで、校内8位になりました。その後も学力を伸ばし、昨春、志望校に合格しました。その高校は、時計回りプレートを始めるまで、親子で「手が届かないだろう」と夢見ていた憧れの学校でした。

私の娘たちが時計回りプレートを始めたのも、中学生のときです。これを始めれば、始めたときから子どもは能力を伸ばしはじめ、才能を開花させていくはずです。1歳で始めればそれだけ「経験×量」を莫大に膨らませられますし、10歳でも15歳でも、回数を重ねるほど能力を高めていくはずです。**子育てに遅いということはない**のです。

## 芸能界にも実践者は大勢

実は、時計回りプレートを実践している人は芸能界にもたくさんいらっしゃいます。

華やかに輝いて見える芸能人も、表舞台の裏では大変な苦労をなさっています。ストイックに役づくりをし、経験と実力と人気を積み重ねていくには、強靭《きょうじん》な精神力を必要とします。そうして年齢を重ねていくにつれ、まわりの期待も大きく膨らんでいきます。

私のクリニックへの来院は、そんな強いモチベーションを保てなくなっているときが多いようです。ところが、栄養指導を受け、時計回りプレートを始めると、たちまち目の輝きと肌の張りをとり戻されます。ドーパミンとセロトニンを分泌できるようになり、エネルギーの産生がスムーズになるからです。知らず知らずのうちに自分で設けてしまった限界が、時計回りプレートの実践によって見事にとり払われていくのです。

こうなると、ポジティブの連鎖が起こります。「これはすごい！」と感じたものは、まわりの大切な人にも伝えたくなるもの。そうしてみんなで時計回りプレートを実践し、その相乗効果でたくさんのドーパミンを出せるようになっていきます。

それを家族という、もっとも身近で愛し合う人たちと実践したらどうなるでしょう。想像しただけで、ワクワクしてきませんか。

家族みんなを変える力を持つ時計回りプレート。こうお話しすると、さぞかし調理は大変だろうと思うかもしれませんが、大丈夫です。難しいことは、何ひとつありません。

時計回りプレートは、一度つくればいつもの調理よりずっと楽だと実感されるはずです。**慣れてくれば、家族ぶんを30分でつくれるようになるでしょう。**見た目は豪華ですが、調理は非常に楽。時計回りプレートは、とても効率的な食事療法です。

時計回りプレートのつくり方の基本は、切って、調理して、プレートの定位置にのせる。これだけです。このシンプルさによって、栄養素をよりよい状態で家族に提供でき、調理が簡単になるのです。

## 「時計回りプレートで使うものたち」

時計回りプレートとは、その名のとおり、1食にとる料理を順番に時計回りに並べるだけの食事療法です。

実践にあたり、家族1人1枚ずつ大皿を用意してください。だいたい25～30センチほどの平皿です。汁のあるおかずや果物をのせるための小鉢も2～3種類あるとよいでしょう。

調理時間を短くするため、コンロだけでなく、魚焼きグリル、電子レンジ、トースターなどをフル稼働しましょう。でも、洗い物はできるだけ減らしたいもの。そこで私は、フライパンで何かを焼く際にはアルミホイルを使います。こうすると、調理後のアルミホイルを捨てるだけでよいので、めんどうな洗い物を1つ減らせます。

また、魚焼きグリルを使う際には、グリルパンを使います。グリルパンにアルミホイルを敷き、魚介類を焼きます。グリルパンがない人は、スキレットを1つ買うとよいでしょう。スキレットとは、厚手の鋳鉄《ちゅうてつ》製フライパンのこと。インテリア雑貨などのお店で数百円で買えますし、魚焼きグリルでも使えます。アルミホイルを使えば、使用後のお手入れも必要ありません。

## ノルアドレナリンを分泌させない食べ方が大切

プレートは、**7つのポジション**に分けて考えます。各ポジションには、決められたものを置きます。それを12時の場所から右回りで順々に食べていきます。そうすることで、エネルギーや良質なホルモン、脳細胞をつくるために必要な栄養素を、あますところなく摂取できます。

7つのポジションに置くものは、次のとおりです。

**●1のポジション　酢のものやトマトなど、酸っぱいもの**
**●2のポジション　生野菜**（水溶性ビタミン）
**●3のポジション　温野菜**（脂溶性ビタミン）
**●4のポジション　植物性たんぱく質**（豆腐や納豆、枝豆など）
**●5のポジション　動物性たんぱく質**（魚介類、肉など）

**●6のポジション　糖質の多い根菜など**（イモ類、レンコン、ニンジン、カボチャなど）
**●7のポジション　果物**

以上が1から7までの献立です。

この順番に並んでいれば、各ポジションで品数が増えても大丈夫です。2〜3種類ずつのせていくのが理想的です。

では、各ポジションの順番はどのようにして決めているのでしょうか。

ポイントは、**「血糖値を乱高下させない食べ方」**です。

血糖値をゆるやかに上げ、ゆるやかに下げる。脳力の向上には、これがとても大切です。

糖質の多いものから食べてしまうと、血糖値が急激に上がり、急激に下がるという事態を引き起こします。これは、脳に「異常事態」と感知させます。すると、ストレスホルモンであるノルアドレナリンを分泌させるのです。

ノルアドレナリンが、幸福感とは逆の働きをすることはお話ししました。イライラしやすく、怒りっぽく、不安定になりやすい性格をつくり出すのです。そのため、空腹の状態のときに、ごはんやお菓子など糖質の多いものから食べる人は、脳がネガティブ思考に支配され、人生を楽しめない方向の考え方をしてしまうのです。

これを避けるには、血糖値の乱高下を防がなければいけません。

それには、食べる順番が重要です。時計回りプレートは、血糖値の昇降をゆるやかにする工夫が施されています。

血糖値の昇降がゆるやかな人は、ノルアドレナリンを分泌させなくてすみます。それによって、性格がおだやかになり、幸福感も強くなります。人生を楽しむメンタルの基礎は、血糖値のゆるやかな昇降によっても築かれているのです。

それでは、各ポジションのポイントをお話ししていきましょう。

## 1のポジション「酸っぱいもの」から食べ始めよう

1のポジションは12時の位置になります。ここには「**酸っぱいもの**」を置きます。

たとえば、酢の物やトマト、梅干しなどです。酸っぱいものには「**クエン酸**」という栄養素が含まれます。ミトコンドリア内のエネルギー工場は、「クエン酸回路」とも呼ばれます。ここではクエン酸と酸素を使って、食べ物が持つエネルギーを、活動時に消費されるエネルギーに変えています。ですから、クエン酸を食事の最初にとると、食べ物からエネルギーを効率よく生み出していくうえで役立つのです。

しかも**クエン酸には、糖の吸収を遅らせる働きもあります**。それにより、ノルアドレナリンの分泌を抑えることができます。

おすすめの食材は、トマト。ミニトマトならば、洗って1のポジションに置くだけでよいので簡単です。2〜3個置けば十分です。

梅干しでもよいでしょう。ただ、食べやすく加工された梅干しには、ハチミツや砂糖などであまみがつけられています。糖分が多いものは、1のポジションには適しません。梅干しは、梅と塩とお酒と赤ジソのみで漬けられたシンプルなものを選びましょう。

モズク酢もおすすめです。小さな小鉢にモズクを入れて置けばＯＫ。メカブやワカメでもよいでしょう。食べるときに各自で小鉢に酢醤油をかけて食べればよいので簡単です。

酢醤油は、酢と醤油を1対1で合わせればよいだけ。小瓶などにつくっておき、朝ごはんのたびに食卓に置いておくと、各自で使ってくれるので便利です。だし醤油と酢を合わせれば、さらにうま味が出て食べやすくなります。

海藻類には鉄分が多く含まれます。鉄はエネルギーやドーパミンをつくる際に必要となる栄養素です。**ポジティブで意欲にあふれたメンタルをつくるには、鉄が欠かせません。**

植物性の食品に含まれる鉄は、動物性の食品に含まれる鉄やビタミンC、たんぱく質があると、吸収率が高まります。時計回りプレートでは、そうした栄養素もこのあとのポジションでとっていくことになり、効率よく鉄を吸収できるのです。

## 2のポジション「生野菜」でポジティブ思考をつくる

2のポジションには、生野菜を置きます。

ここでは水溶性のビタミンをとることをいちばんの目的とします。ビタミンB群やビタミンCです。ドーパミンやセロトニンなどのホルモンや、エネルギーをつくり出す際に使われます。ポジティブな思考や幸福感を築くうえで欠かせない栄養素です。

水溶性ビタミンは、水に溶け出しやすく、体内に長くとどまっていることができません。そのとき使われなかったものは、尿と一緒に出てしまうのです。**体内にとどまっていられるのはわずか2〜3時間。**だからこそ、毎回の食事でしっかりとる必要があります。

調理のしかたも重要です。水溶性であるために、水洗いした瞬間から外に流れていってしまうからです。そのときにつくって、すぐに食べる。こうすることで、大切な栄養素をむだなくとることができるのです。

だからこそ2のポジションの調理は、とてもシンプル。野菜を洗って、食べやすい大きさに切って、お皿にのせればよいだけです。**レタスやキャベツならば、ちぎるだけでOK。**その時間に1分もかかりません。わずか数十秒でよいのです。

水溶性ビタミンは身体が大量に欲するので、いくらとっても、たりないくらいです。慣れてきたら、2〜3種類の生野菜を2のポジションに置くとよいでしょう。

## ミョウガやシソでエネルギーの産生量を増やそう

水溶性のビタミンには、ビタミンB群とビタミンCがあります。

**ビタミンB群は、色の濃い野菜や、香りの強い野菜に含まれます。**生で食べられる野菜ではミョウガやパセリ、エゴマの葉、シソ、クレソンなど。アボカドにも豊富です。

私はよく、ミョウガを太めの千切りにして2のポジションに置きます。ビタミン$B_1$、ビタミン$B_2$、ビタミンC、鉄を含むので、ミョウガを食べれば、エネルギーもドーパミンも増やせます。

エゴマの葉やシソも、ビタミンB群と鉄を含みます。この調理法も簡単。1人につき2〜3枚を洗ってそのままプレートに置けばよいだけです。

アボカドも頻繁に食べたい食材です。アボカドはビタミンB群のほか、ビタミンCや抗酸化作用の強力なビタミンEを含みます。抗酸化作用とは、体内の酸化を防ぐ働きのこと。酸化とは、老化の最大の原因です。

ただ、アボカドは糖質が少ないのですが、オレイン酸という脂質を多く含みます。2のポジションならばいちばん最後に、もしくは3のポジションに置くとよいでしょう。

## 子どもの背を伸ばすには、ビタミンCがいる

ビタミンCには、肌を美しく保ち、骨の成長をうながす働きがあります。**お母さんは美肌づくりに、子どもは背を伸ばすためにも大事な栄養素です。**また、免疫力を高める作用もあるので、これを含む野菜を食べることは、風邪予防にもなります。

生で食べられる野菜でビタミンCが多いのは、パセリ、ラディッシュ、ルッコラ、水菜、ピーマン、パプリカ、トマトなど。ピーマンやパプリカは、好きな人はぜひ生のまま食べましょう。わが家ではよく、太めのタテ切りにしてポリポリ食べています。

なお、生野菜の代表格と言えば、レタスでしょう。レタスは「水分ばかりで、栄養素の少ない野菜」と言われます。でも、そんなことはありません。

含有量は少なくても、ビタミンCを持っていますし、βカロテンやビタミンE、葉酸も含まれます。葉酸は、赤血球をつくる際に必要な栄養素で、ビタミンB群の一種です。

私も、レタスを食べない日はない、というほど、毎日レタスをとっています。

## 野菜には脳の劣化を防ぐ働きがある

もう1つ、野菜には大切な栄養素があります。**「フィトケミカル」**です。

私たちの体内では、**「活性酸素」**と呼ばれる老化物質が絶えず発生しています。細胞を酸化させ、もとの働きを十分にはたせないほど劣化させます。それが、身体の働きや組織、臓器を老化させるのです。がん細胞を生み出し、肌を衰えさせる原因にもなります。

脳細胞も活性酸素を浴びれば酸化します。脳細胞の酸化が進めば、思考や記憶などの能力のほか、ホルモンの分泌が滞ることになります。また、アルツハイマー病などの認知症は、脳細胞の酸化が大きな要因になることもわかっています。

ですから、活性酸素の害は、日々とりのぞいていく必要があります。そのために重要なのが、フィトケミカルなのです。

フィトケミカルとは、植物が持つ独特の成分のことで、活性酸素を消す作用があります。

この活性酸素を無毒化する働きのことを、**抗酸化作用**といいます。

具体的には、**フィトケミカルは、植物の持つ色、香り、辛み、苦みの成分です。**この4つが際立っている野菜を食べれば、フィトケミカルの摂取量を増やせます。

たとえば、レタスならば、通常のものよりもサニーレタスのほうがフィトケミカルが豊富です。サニーレタスの持つ紫の色みと苦みがフィトケミカルです。レタスも、色の薄いものより、濃いものを選ぶと、フィトケミカルを豊富にとれます。

辛みの強いスプラウトも、フィトケミカルの多い野菜の1つです。冬、生野菜が高くて手に入れにくい季節には、スプラウトなどで代用するのもおすすめです。

## 生野菜に味つけはいらない

理想を言えば、**生野菜に味つけは必要ありません。**あまみも、苦みも、酸っぱさも、みんな野菜の個性です。その個性をつくっているのが、ビタミンやミネラル、フィトケミカル。それらはすべて、細胞レベルから私たちの健康を増進してくれる栄養素です。味つけをせずに食べることは、その存在を楽しみながら食べることです。

ただ、ふだんから濃い味つけをしている人は、味つけをしないで食べることに抵抗を感じるでしょう。これは、**「味蕾《みらい》」**が衰えているためです。

人の舌には、味蕾という味を感知する小さな器官が約１万個も存在しています。味蕾は繊細な味まで感知します。繊細ゆえ、味の濃いものを食べているとたちまち衰えます。すると味を濃くしたくなります。そうしないと「おいしい」と感じないからです。

サラダにドレッシングをかけたいと思うのは、まさに味覚がおかしくなっている証拠。

なお、マヨネーズは味覚を衰えさせるだけでなく、脳に大きなダメージを与えます。

**「トランス脂肪酸」**という細胞を傷つける成分が含まれるからです。トランス脂肪酸が脳細胞の材料として使われてしまうと、脳細胞の健全な成長に悪影響を与えることがわかっています。うつ病の発症を促すという研究報告もあります。

そうは言っても、濃い味に慣れた子は、野菜に味つけをしないと「食べたくない」と言うでしょう。その場合には、あらびきの塩やコショウ、醤油、だし醤油などを、ほんの少しかけて食べるとよいでしょう。

調理では味つけをせず、各自が食卓の上で味をつけて食べるようにすると、塩分の摂取量を抑えられ、味覚が正常に戻りやすくなります。味蕾が本来の機能をとり戻すと、本当においしいもの、まずいものの区別がつくようになります。

本当においしいものとは、**細胞レベルから身体を健康にする食べ物**。まずいものとは、身体の栄養にならないばかりか、細胞レベルから身体を老化させてしまう食べ物です。

この違いを感知できる舌を子どもに授けてあげることも、日々の食事の大切な役割です。

## 3のポジション 「温野菜」から食物繊維と脂溶性ビタミンをとる

3のポジションに置くのは、温野菜です。

野菜は加熱することでやわらかくなり、量を多くとることができます。それによって、胃腸の働きを活発にしてくれる**食物繊維**を十分に摂取できます。

なお、温野菜からとくにとりたいのは、**脂溶性のビタミン**です。

脂溶性とは、水には溶け出しにくく、油脂に溶け出しやすい性質のこと。熱に強いので、加熱しても壊れません。ゆでたり蒸したりしても、水に溶け出してしまう心配もありません。しかも、身体のなかに1~2日間は蓄えておけるのです。

3のポジションに置きたい野菜で、脂溶性ビタミンを摂取できるものには、以下のようなものがあります。

◎ビタミンA（目・肌・髪を健康に美しくする）モロヘイヤ、ホウレン草など
◎ビタミンD（骨を丈夫にする、筋力を高める、免疫力を高める）
　干しシイタケ、キクラゲなど
◎ビタミンE（活性酸素の害を消す）モロヘイヤ、ホウレン草、アボカドなど
◎ビタミンK（骨を強くする、出血を止める）
　モロヘイヤ、小松菜、ホウレン草、ブロッコリー、ニラ、キャベツなど

ここで1つ、食べ方に注意したいものがあります。シイタケです。シイタケに含まれるビタミンDは、紫外線に当てると量を10倍にも増やします。使う前に天日で軽く干してから食べるのが、かしこい食べ方です。

## サラダ油やマヨネーズは使わない

脂溶性ビタミンは、油で加熱すると、摂取量を増やせます。
時計回りプレートでは、油にもこだわりましょう。油を変えるだけで細胞の質がよくな

り、病気になりにくい身体を築けるからです。脳の働きも活発になります。

油に含まれる脂肪酸は、細胞膜の材料になります。細胞膜は、細胞の内部を守り、栄養素や不要物の出し入れをし、細胞間の連携を保つなど、大切な働きを持ちます。

ですから、ふだん、どんな油をとっているかによって細胞膜の質が違ってきます。その状態が、心身の健康や脳の働きに大きな影響をおよぼすことになるのです。

では、細胞膜の状態を悪化させる油には、どんなものがあるでしょうか。具体的には、サラダ油、コーン油、大豆油、綿実油、ベニバナ油、ゴマ油、マヨネーズなどです。

これらの油は、**リノール酸**という脂肪酸を主成分としています。**リノール酸には、炎症を引き起こす作用があるのです。**

たとえば風邪を引いたとき、発熱や咳、痛み、鼻水、鼻づまりなどの症状が現れます。これらはすべて炎症です。

花粉症やアトピー性皮膚炎、喘息《ぜんそく》などアレルギーが引き起こすつらい症状も炎症です。ケガによって起こる痛みや腫れなども、炎症によるものです。

ふだんからサラダ油やマヨネーズなどを多くとっていると、病気やケガをしたとき、炎症が強く現れ、つらい思いをしやすいのです。

ただしリノール酸には、細胞膜を丈夫にする作用があるのも事実。身体に必要な栄養素でもあるのです。とはいえ、油からとる必要はありません。私たちが口にするほとんどの食品に含まれる成分だからです。にもかかわらず、リノール酸を主成分とする油を日常的に使っているから、現代人は過剰摂取になってしまっているのです。

では、加熱調理には、どんな油を使うとよいでしょうか。

オリーブオイルやキャノーラ油（菜種油）などです。リノール酸の含有量が少なく、熱を加えても酸化しにくい性質を持っています。

## バター炒めはつくらない

「バター炒めが大好き」という子どもは多いでしょう。

でも、バターもできる限りとらないほうがよい油です。

バターに含まれるのは、**飽和脂肪酸**です。これは、常温で固まる性質を持ちます。そのため、人の体内に入った際、血液をドロドロにして流れを悪くするのです。

栄養素や酸素を身体のすみずみの細胞に運ぶのは、血液の役割です。血液がドロドロになってしまうと流れが滞り、末端の細胞まで届かなくなってしまいます。

飽和脂肪酸は、肉など動物性の脂の主成分です。ですから、肉の脂身、チーズにも豊富です。ベーコンやハム、ソーセージなどの加工肉にも多く含まれます。子どもの健康な心身を守るため、こうしたものはできる限り食卓にのせないことです。

バターがNGとなると、「マーガリンはどうでしょう」とよく聞かれます。

マーガリンは、植物性だから「健康によい」と勘違いしている人がいます。でも本来、植物性の油は、常温で液体を保ちます。それが固形化しているのは、製造の過程で「**トランス脂肪酸**」を大量に含んでしまうからです。

欧米では、トランス脂肪酸を「**プラスチックオイル**」と呼びます。まるでプラスチックのように、自然の力では分解が難しい性質を持つためです。これが人の身体に入り込むと、それを分解するために、大量のビタミンやミネラルを消費することになってしまうのです。

また、トランス脂肪酸が細胞膜の材料にされると、その働きが不安定になります。活性酸素と結びつきやすいので、細胞膜が老化しやすくもなります。がんや認知症への関与も疑われています。

トランス脂肪酸がとくに多いのは、マーガリン、ショートニングです。ショートニングは、揚げ物をサクッとした食感に仕上げる作用を持ちます。そのため、ファストフード店などのフライドポテトやドーナツの揚げ油に使われています。手づくりパンのお店で生地に使っているところも少なくありません。

トランス脂肪酸はマヨネーズや大量生産の油にも含まれます。大量生産の油とは、大きなプラスチック容器に入った油です。「安いから」と常用していると、たくさんのトランス脂肪酸を身体に入れることになります。カレーのルーやハヤシライスのルー、市販のクッキー、スナック菓子にも使われています。さらに、コーヒーに入れる、小さなプラスチック容器に入ったコーヒーフレッシュにも、トランス脂肪酸が多く含まれますので、注意してください。

## ホウレン草は生のまま食べてはいけない

3のポジションの定番にしたいのが、ホウレン草です。

ホウレン草はビタミンCや葉酸、ビタミンE、βカロテンのほか、鉄が豊富です。

でも、ビタミンCや葉酸は水溶性のため、ゆでると多くが流れ出てしまいます。そこで最近は、サラダホウレン草が人気です。ベビーリーフにもよく混ざっています。

しかし、**ホウレン草を生のまま食べるのは、身体によいことではありません。**シュウ酸という成分が多いからです。シュウ酸は、尿のなかでカルシウムと結びつくと、シュウ酸カルシウムになります。これが大きくなると、尿路結石になります。

しかもシュウ酸は、鉄の吸収を妨げる働きがあります。

ホウレン草を生のまま毎日のように食べてしまうと、害のほうが大きくなってしまいます。月に1回程度ならば、身体も対応できます。けれども、「身体によいから」と頻繁にとってしまうと、かえってよくない結果を引き起こしかねません。

シュウ酸は、アクの強い食品に多く含まれます。ホウレン草のほか、タケノコやゴボウなどです。シュウ酸は、ゆでたり煮たりすることで、多くをとり除くことができます。

ただし、すべてを排除することはできません。では、どうするとよいでしょうか。シュウ酸は、カルシウムと結びつくとシュウ酸カルシウムになってしまうのですが、この結合が腸のなかで起こると、体内に吸収されることなく、大便となって排泄《はいせつ》されます。

ですから、ホウレン草のおひたしには、カルシウムを含む食品をプラスしてあげると、よいでしょう。私はよく、ゴマあえにします。つくり方は簡単。おひたしにしたホウレン草をすりゴマと少量の醤油であえるだけ。3のポジションにホウレン草をのせてから、カツオ節や海苔を振りかけるだけでもOKです。

ホウレン草をゆでれば水溶性ビタミンは失われますが、鉄やビタミンE、βカロテンはしっかり残ります。ホウレン草からとくに摂取したい栄養素は、鉄です。

なお、タケノコも、3のポジションにたびたびのせていきましょう。ドーパミンの材料になるL-チロシンを豊富に含みます。タケノコの旬の季節にゆでて食べやすい大きさに切り、冷凍しておくと、長期間保存できます。

## ブロッコリーを食べると、エネルギー量を増やせる

ブロッコリーも、毎朝の定番にしたい野菜です。

ブロッコリーからとくにとりたい栄養素は、**葉酸**。ビタミンB群の仲間です。

葉酸は、赤血球をつくる際に必要となるビタミンです。この量が少ないと、赤血球の数も減ります。すると、身体をめぐる酸素量も減って、エネルギーの産生量も少なくなってしまうのです。

ところが、葉酸は水溶性のビタミンです。ゆでると流れ出てしまいます。ですから、ゆでずに食べましょう。小房に分けてサッと水洗いをしたら、ラップにくるんで電子レンジで加熱します。この方法ならば、葉酸の流出を防げます。また、ブロッコリーは、シュウ酸の量がさほど多い野菜ではないので、電子レンジでの加熱に向く野菜です。

アスパラガスも葉酸が多く、シュウ酸の少ない野菜なので、電子レンジで加熱できます。

小松菜も葉酸が多く、シュウ酸が少ないので、電子レンジでの加熱に向く野菜ですが、

## 野菜の栄養素を壊さない調理法

| | |
|---|---|
| ホウレン草 | 熱湯でゆがく。電子レンジで加熱する場合には、加熱後冷水に軽くさらす。根もと部分も残さず食べよう。 |
| ブロッコリー | ラップに包んで電子レンジで加熱。 |
| オクラ | ラップに包んで電子レンジで加熱。生のまま細かく刻み、納豆とあえてネバネバをいっぱいにして食べても美味。 |
| アスパラガス | 硬い部分の皮をむき、電子レンジで加熱。 |
| 芽キャベツ | 電子レンジでかために加熱。 |
| ナス | オリーブオイルを少量かけて電子レンジで加熱。ナスは皮が大事。生のまま薄くスライスしてサラダにしてもOK。 |
| モヤシ | 電子レンジで約20秒加熱。新鮮ならば生でもOK。 |
| キノコ類 | シイタケは30分間日に当てるとビタミンDが10倍に。調理の前に外に出し、オリーブオイルで焼くとよい。エノキダケ、シメジ、マイタケは冷凍するとアミノ酸が3倍に。 |
| ピーマン・パプリカ | 電子レンジで加熱後、タテ切りに。ヨコ切りにすると栄養価が落ちる。生でもOK。 |
| ヤングコーン | トウモロコシよりヤングコーンのほうが栄養価が高い。房と皮のついたままアルミホイルに包んで魚焼きグリルで焼く。皮をむいてレンジで加熱したり、焼いてもOK。 |
| ズッキーニ | オリーブオイルで焼く。 |
| 長ネギ | 弱火でオリーブオイルで焼く。 |
| 小松菜 | 熱湯でゆがく。電子レンジで加熱する場合には、加熱後冷水に軽くさらす。 |

変色を防ぐために、加熱後は冷水に軽くさらすとよいでしょう。

野菜にはそれぞれ、主要な栄養素を壊さない調理法があります。代表的なものを右ページにまとめましたので、参考にしてください。

## 4のポジション「豆腐」か「納豆」を毎朝食べよう

4のポジションは豆腐や納豆、おから、枝豆などを置き、植物性たんぱく質をとります。たんぱく質は、身体をつくる主要な成分です。脳を含むすべての臓器や、筋肉もたんぱく質からつくられていますし、遺伝子もミトコンドリアもたんぱく質です。ドーパミンやセロトニンなどのホルモンの材料になるのも、たんぱく質です。

たんぱく質の摂取量が不足すれば、身体の働きが悪くなりますし、エネルギーの産生量が減って疲れやすくなります。良質なホルモンがつくれなくなるので、ネガティブな思考から抜け出せなくなる弊害もあるのです。

そのため、**たんぱく質をとることは、食事の大きなポイントの1つです。**

ただし、食べ物のたんぱく質がそのまま人の身体をつくるわけではありません。

食事から得たたんぱく質は、腸で消化されることで、アミノ酸という最小の成分に分解されます。アミノ酸の種類は20種類。このうち、体内で合成できず、食事から摂取する必要のある9種類を**「必須アミノ酸」**と呼びます。

この9種類を、いかにバランスよく含んでいるか数値化したものを**「アミノ酸スコア」**といいます。必須アミノ酸がそれぞれに必要量を満たしていると、スコアは100。100が満点で、そこに近づくほど良質なたんぱく質を持っていることになります。

ですから、アミノ酸スコア100のたんぱく源を食べると、身体が欲するとおりに必須アミノ酸を得られることになります。

一方で、気をつけなければいけないこともあります。牛肉や豚肉、卵はアミノ酸スコア100ですが、血液をドロドロにする飽和脂肪酸が多いのです。肉類は必須アミノ酸の摂取に効率的な食品ですが、同時に健康によくないものもとり込んでしまいます。

こうしたものを食べるときの注意点は、**「ほどほどの量を食べる」**ことと、**「なるべく、食事のあとのほうで食べる」**ことの2点。

そこで時計回りプレートでは、まず植物性のたんぱく質をしっかりとるようにします。そのうえで魚介類を食べ、肉や卵は最後にする、という食べ方を徹底していきます。

## 豆腐にはカツオ節やシラスをたっぷりのせて

たんぱく質は、体重1キログラムにつき、1日に１・０〜１・５グラムが必要です。体重が30キログラムの子どもなら30〜45グラムのたんぱく質を毎日とることです。体重50キログラムのお母さんなら、50〜75グラムのたんぱく質を身体が欲しています。

**たんぱく質の摂取量がたりなくなると、やせにくく、太りやすい身体になります。**大切なたんぱく質を手放さないように、身体が省エネモードに入ってしまうからです。エネルギーの消費量が減り、食べたものが身体に蓄えられやすくなります。しかも、ドーパミンなどの良質なホルモンの材料が不足し、能力を低下させやすくなります。免疫細胞も減るため、風邪を引きやすくもなります。

たんぱく質を不足させて、身体によいことは何もありません。この点、豆腐や納豆などの大豆食品は飽和脂肪酸を含みませんし、ヘルシーでもあるので、安心して多くの量を食べることができます。

豆腐に含まれるたんぱく質は、１００グラム当たり「絹ごし豆腐４・９グラム」「木綿豆腐６・６グラム」「焼き豆腐７・８グラム」。１丁がだいたい３００〜４００グラムです。たんぱく質の必要量をとるには、しっかりと食べることが大事です。

豆腐には、カツオ節やシラスをたっぷりのせましょう。こうすると、たんぱく質をさらにとれますし、大豆に不足している必須アミノ酸を上手に補うこともできます。

## 納豆を食べて、記憶力を高める

納豆も良質のたんぱく質を含みます。納豆を4のポジションに置く場合には、パックから小鉢に移し、そのままプレートに置けば簡単です。味つけは各自ですれば、調理時間をとても短くできます。団らん中にみんなで納豆を混ぜてたくさんネバネバを出すのも、また楽しいイベントです。納豆のネバネバに含まれる「ナットウキナーゼ」には、血液をサラサラにする成分が含まれます。

また、納豆には記憶の倉庫である海馬の働きをよくするグルタミン酸も含まれます。記憶力をよくするために、毎日でも食べたい食品です。

なお、納豆のなかでもっとも栄養価が高いのは、ひき割り納豆です。ひき割り納豆が好きな人は、これを選ぶとよいでしょう。

ただ、納豆を食べると、ごはんが欲しくなります。納豆ごはんにするときには、プレートから外してください。血糖値をゆるやかに上昇させるためには、糖質の多い主食をここで食べるのはまだ早いのです。

一方、４のポジションに納豆を置くならば、ごはんが欲しくならないよう、いくつかの食材を一緒にあえるとよいでしょう。

わが家では「まぜまぜ納豆」をよくここに置きます。納豆にシラスや生モズク、生のまま細かく刻んだオクラ、千切りのシソなどを加えてよく混ぜるという簡単な一品です。

納豆だけではごはんにかけて食べたくなりますが、身体によい食材を一緒に混ぜると満足度が高くなり、それだけでおいしく食べられます。小鉢に納豆を入れたら、その上に他の食材をのせ、各自で混ぜてもらってもよいでしょう。

枝豆やえんどう豆などの豆類もたんぱく質が豊富です。旬の時期には、頻繁にプレートにのせましょう。

豆類は、ゆでるのではなく、蒸し焼きにするのがおすすめです。そのほうが調理時間も短く、簡単です。栄養価も守れますし、ホクホクしておいしくなります。たとえば、水洗いした枝豆をアルミホイルで包み、魚焼きグリルやオーブントースターで約10分間焼くだけ。そのまま食べていいし、軽く塩をふってもいいでしょう。

## 5のポジション　メインは「魚介類」と「肉類」の2種類を

さあ、いよいよメインです。5のポジションにはメイン料理を置きます。

メインは、〈①魚介類〉〈②肉類〉の2つをつくります。それぞれに重要な栄養素を含むからです。

メイン料理を2種類も用意するとなると、大変に感じるかもしれません。でも、**量はちょっぴりで大丈夫。**ここまでくると、おなかは7割ほど満たされているでしょう。

### 5－①　魚介類を食べて脳の働きをよくしよう

5のポジションの最大の目的は、たんぱく質の摂取です。とくに青背の魚はいずれもアミノ酸スコアが優秀です。カツオやマグロ、アジ、イワシなどはアミノ酸スコアが100。鮭もアミノ酸スコアが100です。青背の魚や鮭は、毎日でも食べたい魚です。

しかも、魚介類は、すばらしい脂質を持っています。**DHA**（ドコサヘキサエン酸）と**EPA**（エイコサペンタエン酸）です。

ＤＨＡとＥＰＡは、**オメガ３系脂肪酸**という栄養素の仲間です。この脂肪酸が細胞膜の材料としてきちんと使われると、その質を柔軟にし、炎症を抑えるという優れた作用を発揮します。細胞レベルから健康増進に働くのです。これによって、風邪やアレルギー症状の悪化を抑えられ、がんやうつ病などの予防効果も期待できます。

しかも、ＤＨＡは目の網膜の成分であり、脳細胞をつくる材料にもなります。

ＥＰＡは脳内にはほぼ存在しないものの、血液をサラサラにし、中性脂肪を減らす作用があります。魚を食べて両方の脂肪酸をとることで、脳細胞を良質にし、血液のめぐりをよくしていくことができます。実際、オメガ３系脂肪酸の摂取によって学習能力が高まることが、近年の研究で確認されています。

さらに、魚介類には、鉄を豊富に含むものがたくさんあります。マグロ、カツオ、イワシ、アジ、カキ、アサリ、シジミ、赤貝などです。鉄の補給源としても、おおいに活用していきましょう。

## 魚介類は刺し身で食べるのが理想的

オメガ３系脂肪酸は、酸化しやすいという性質を持ちます。劣化しやすいのです。

ですから、魚介類は新鮮なまま刺し身で食べるのが、栄養的にいちばんよい方法です。食べやすい大きさに切ったら、プレートに置けばよいだけなので、調理も楽です。

でも毎朝、生の魚介類を用意するのは大変ですよね。私は、よく刺し身を柵《さく》のまま多めに買ってきます。そして、最初の朝は刺し身で出します。

次の日は、炙りにします。「難しそう」と感じるかもしれませんが、実はとても簡単。フライパンにアルミホイルを敷いて刺し身を並べたら、バーナーでバーッと軽く炙ればよいのです。調理時間はわずか数秒。炙りはもっとも簡単な調理法の1つです。

こうすると、表面上に付着した雑菌を殺せます。しかも、うま味が強くなり、刺し身よりおいしいくらいです。見た目も映えるので、「お母さんは、自分のために朝からこんなにすごい料理をつくってくれた」と、子どもの心を温めてあげることもできるでしょう。

ちなみに、バーナーはだいたい1000円程度で買えます。

その次の日は、グリルパンにアルミホイルを敷き、魚焼きグリルで数分焼きます。

こうすれば、1つの魚を3パターンの料理で楽しめますし、とても経済的です。

わが家ではエビも頻繁にプレートにのせます。刺し身用の頭や殻つきのエビを買ってきて、初日は刺し身のまま、2日目は炙り、3日目は魚焼きグリルで焼きます。いずれも、背ワタだけとって、頭や殻はついたまま出します。こうすると、その豪華さにみんな驚きます。最小限の手間ながら、「すごい！」「おいしそう！」と喜ばせる方法は、いくらでもあるのです。

## 生のタコがエネルギーを増やす

5－①のポジションには、貝類やエビ、イカ、タコものせてください。

これらの食品には、エネルギーをつくる際に欠かせないビタミンB群が豊富です。2のポジションでもこの栄養素をとりますが、エネルギー量を増やすにはまだまだたりません。そこで、貝類やエビ、イカ、タコから十分な量を補いたいのです。

しかも、タコやイカ、スルメには、タウリンも豊富です。この栄養素には、**エネルギー工場とも言えるミトコンドリアの数を増やす作用があります。**ミトコンドリアの数を増やせれば、エネルギーの産生量も増え、思考や活動をますます活発にしていけるでしょう。

とくにタコの刺し身には、タウリンが豊富です。けれども、火を通すとその量は減ってしまいます。ですから、タコは刺し身がベスト。加熱するならば、サッと炙るくらいにしましょう。反対に、煮込み料理などにしてしまうと、その量を大きく減らしてしまいます。

私も、貝類やエビ、イカ、タコのいずれかを毎朝欠かさずプレートに置いています。

5－①のポジションの理想は、魚を1種類と、貝類やエビ、イカ、タコのいずれか1種類をのせることです。

なお、タウリンは、トマトやニンニク、ブロッコリースプラウトにも含まれます。

## 5－② 良質な赤身肉を1～2切れほど楽しもう

子どもは肉が大好きでしょう。食事の楽しみを大きくしてくれる食品です。しかも、肉は、アミノ酸スコア100の食品で、良質なたんぱく源です。しかし一方で、血液をドロドロにしやすい飽和脂肪酸を多く含みます。

メリット・デメリットをあわせ持つ肉は、「ほどほどの量」を心がけること。**時計回りプレート全体の約10パーセント以下**にするのが理想です。

具体的には、1～2切れです。私は牛ステーキをよく使います。赤身の肉には、鉄が豊富である一方、脂身が少ないので飽和脂肪酸の摂取量を減らせます。レバーも鉄が多く含まれるので、好きな人にはおすすめの食材です。

牛ステーキは両面を軽く焼くだけでよいので、調理がとても楽です。味つけはとくにせず、食卓の上で各自好きなようにしてもらえば、フライパンもさほど汚れません。見た目は豪華ですが、1回の量は少ないので経済的でもあります。

豚肉を使う場合は、豚しゃぶにすると、むだな脂を落とせてよいでしょう。

なお、5-②のポジションは、食事の終盤になります。家族でおしゃべりしながら時間をかけて食べていると、焼いた肉も冷めてしまいます。肉は高温で焼くと線維が縮んで、冷めたときに硬くなります。また、たんぱく質は60度を超すと硬くなる性質もあります。ですから肉を焼く際には、内部が生ではない程度に焼きすぎないようにすると、冷めてもやわらかく、おいしくいただけるでしょう。

なお、卵も5-②のポジションでとりましょう。卵は、アミノ酸スコア100の食材で、ミネラルやビタミンもバランスよく含みます。そのため、**完全栄養食**とも呼ばれます。ただし、飽和脂肪酸も含みますので、ここに置くのは肉か卵かのどちらかにします。

## 6のポジション　イモ類や根菜は食事の最後に食べる

6のポジションには、イモ類や根菜、さらに調理によって糖質が増えてしまう料理を置きます。

**糖質の多い食品は、食事の終盤に食べましょう。**これによって血糖値の乱高下を防ぎ、ノルアドレナリンの分泌を抑えていきます。

イモ類には、ジャガイモやサツマイモ、サトイモ、ヤマイモなどがあります。それぞれに優れた栄養素を持ち、高い健康効果を有します。共通するのは、食物繊維が豊富なこと。腸の健康と毎日の快便に欠かせない栄養素です。

また、カリウムも豊富です。カリウムには、塩分のとりすぎを調整する働きがあります。

さらにジャガイモやサツマイモには、ビタミンCが豊富。ビタミンCは水溶性ですが、イモ類に含まれるビタミンCは、水洗いをしても加熱しても壊れません。イモ類のデンプンがビタミンCを守ってくれているからです。

アミノ酸スコアも優秀です。サツマイモは80、ジャガイモは60を示します。

レンコンやニンジン、カボチャ、トウモロコシも6のポジションで食べましょう。これらも糖質の多い食品である一方、ビタミンやミネラルも豊富です。細胞レベルから健康な身体と脳を築いていくために、毎日のように食べたい野菜です。

薄く切って焼いたり、電子レンジで加熱したり、蒸したりすれば、簡単に調理できます。

## 7のポジション　朝ごはんは「果物」でしめくくろう

食事の最後は、果物でしめましょう。

7のポジションは、お皿の中央に設定します。おいしくて色鮮やかな果物を、いちばん目につく場所に置くと、食欲がわいてきます。

ここまで全部食べたご褒美が果物です。ご褒美があると、子どもは喜んでワクワクした気持ちでプレートと向き合うことができます。「1のポジションから食べて、最後がご褒美の果物だよ」と言ってあげると、ゲーム感覚で楽しみながら食べ進めていくでしょう。

果物には果糖という糖質が多く含まれている一方、**ビタミンやミネラル、フィトケミカルが豊富です**。糖質の悪影響を身体に与えず、良質な栄養の恵みを受けとるには、果物は食事の最後に食べるのがベストです。

朝食に果物だけ食べる人がいますが、これはよい方法ではありません。3時のおやつなどに食べるのも同様です。胃袋が空っぽの状態のときに、糖質の多いものを食べると、その弊害が大きくなってしまうからです。

だからと言って、果物の持つビタミンやミネラル、フィトケミカルを手放してしまうのももったいないこと。食事の最後に、良質な栄養素をたっぷり含んだ果物を安心して食べ、食事の満足感を高めましょう。

**果物は、旬のものをとるのがベストです。**夏の果物には夏の身体に必要な栄養素が、冬の果物には冬の身体に必要な栄養素が含まれています。また、旬のものは、フィトケミカルの含有量が多くなります。

とくにイチゴの季節には、イチゴを頻繁に食べましょう。イチゴは、45ページでもお話ししましたが、海馬の成長に必要な葉酸が豊富で、記憶力の向上に役立ちます。ビタミンCも多いので、非ヘム鉄の吸収もサポートしてくれます。

なお、季節を問わずに食べてほしい果物もあります。その1つがキウイです。

キウイには、ビタミンCやビタミンB群などの水溶性ビタミンに加え、ビタミンAやビタミンEなどの脂溶性ビタミンが豊富です。カリウムや食物繊維、クエン酸も多く含まれます。しかも、キウイのアミノ酸スコアは植物性食品のなかではとくに高く、80を示します。キウイは非常に優秀な果物なのです。

また、ブドウやサクランボ、グレープフルーツ、パイナップルなども、わが家のプレートにはよく登場します。「色が濃い」「酸っぱい」という特徴を持った果物を選ぶと、時計回りプレートをよりよい形で終えられるでしょう。

## 白ごはんは5のポジションから食べてよい

ごはんやめん類などの主食は、食べるタイミングが大事です。糖質が多いので、食事の最初から食べてしまうと、血糖値の乱高下を招いてしまいます。

ですから主食は、5のポジションから食べ始めます。ごはんに納豆やジャコなどをのせて6のポジションのあとに食べれば、なおよいでしょう。豊富な食物繊維が糖質の吸収をゆるやかにしてくれるからです。

なお、血糖値の急上昇を起こさない穀類もあります。玄米や発芽米、麦、雑穀、全粒粉パン、ライ麦パン、全粒粉パスタ、十割そばなどです。これらは、穀類の外側を覆う食物繊維をそぎ落としていないので、腸での消化に時間がかかるためです。

しかも、その部分にはビタミンB群のほか鉄や亜鉛、マグネシウム、カリウム、鉄などのミネラルが含まれています。子どもの心身の健康によい栄養素が豊富なのです。毎日の食事にとり入れていきましょう。

ただ、玄米の苦手な人は多いでしょう。とくに白米に慣れている子どもは、「白ごはんがいい」と言うと思います。そういう子はなおさら6のポジションまでしっかり食べたうえで、白米を口にする習慣をつけていきましょう。

この血糖値を急上昇させない食べ方は、朝食以外でも習慣にしていきましょう。脳にノルアドレナリンを分泌させないためです。**夕食でもサラダなどの野菜をまず食べ、たんぱく質の豊富なメインを食べ、最後にごはんを食べるようにします。**

給食でもこの食べ方ができたらすごいですね。子どもと一緒に明日の献立表を見て、「この順番で食べると、頭がよくなるね」と、順番を書き込んであげるとよいでしょう。

また、汁物もプレートに添えてください。味噌汁やスープなどです。野菜や根菜、豆腐など、プレートにのせられなかったけれども家族に食べさせたい食材を使って、具だくさんの汁物をつくれば、朝ごはんの価値をさらに高められます。

これだけ食べると、おなかがいっぱいになるでしょう。でも、太る心配はありません。エネルギーを効率よくつくっていける食べ方をしているからです。

むしろ、時計回りプレートを毎日食べていると、実践者はみんな自然とやせていき、女性らしいスタイル、男性らしいスタイルをとり戻していきます。ホルモンのカクテル具合が整っていくためです。

私も毎朝時計回りプレートを食べ、夕食はとくになんの制限も設けず、食事を楽しんでいますが、ベストの体型をしっかり保っています。

なお、幼い子や食の細い子には、すべてを食べきるのは大変かもしれません。**1から7**

**までのポジションのどれかを省略するのではなく、量を減らすことで対応していきましょう。**エネルギーを上手につくり出せる身体になってくれれば、活動量も増えて、食べる量も自《おの》ずと多くなるので大丈夫です。ただ、白米などの主食は省略してもよいでしょう。

## 「冷凍食品を使わなくても、お弁当は簡単につくれる」

朝食に時計回りプレートをつくるようになると、お弁当づくりも簡単になります。**朝、プレートにのせるおかずを、お弁当の個数分よけいに用意し、お弁当箱につめればよいだけです。**さすがに刺し身は入れられないので、そのときにはフライパンにアルミホイルを敷き、オリーブオイルで焼いてあげるとよいでしょう。

プレートにのせるおかずは1つ1つが少量なので、お昼に同じメニューでも「飽きた」ということはありません。むしろ、豪華で彩り豊かなお弁当になるので、開いたときの感動が大きく、子どもも喜ぶでしょう。

私も娘たちには、花の形をした2段のお重につめて、毎日持たせました。量は多いのですが、野菜や果物など植物性食品が半分以上を占めるので、きちんと食べられます。ビタミンやミネラルが豊富で、エネルギーや良質なホルモンをつくるための栄養が整っているので、私のお弁当を食べると、午後からも活動的に過ごせると喜んでいました。

最近読んだ新聞記事に「お弁当をがんばらなければいけないという気持ちが、お母さんをしばりつけている」というものがありました。

でも、「大変だから、手を抜いていいですよ」と言われて、栄養バランスの欠如したお弁当を持たせたら、午後の授業中、子どもは強い眠気や倦怠感《けんたい》に襲われるでしょう。エネルギー不足になるからです。

先日、ある幼稚園から栄養の授業をしてほしいと依頼を受けました。「お弁当づくりをとにかく楽にする方法を、お母さん方に教えてほしい」と園長先生が言うのです。それがお母さんたちのいちばんの要望だそうなのです。

私のお弁当づくりも、とても楽です。基本は、食材を切って入れるだけです。でも、そうではなくて、「冷凍食品を使って、いかに楽に栄養バランスの整ったお弁当をつくれるかを教えてほしい」と言うのです。

最近は、電子レンジで温めなくても、凍ったままお弁当に詰められる冷凍食品がたくさんあるそうですね。でも、残念ながら、そうした野菜はビタミンが損なわれています。化学合成された食品添加物も、子どもの身体に入れてしまうことになります。揚げ物などからは、トランス脂肪酸も一緒にとり込んでしまうでしょう。

ここまで読んできてくださった方ならば、それが本当に子どものためになるか、もうおわかりでしょう。

一方では、キャラ弁のように、とても凝ったお弁当をつくるお母さんもいます。それをつくるのが楽しいならば、すてきなことです。でも、それがお母さんの気持ちをしばるものなら、やめたほうがよいでしょう。キャラ弁でなくても、子どもの心も身体もたくさん喜ばせてあげられるお弁当はつくれます。

私たち母親は、今日の活力と脳の成長と10年後の健康のために子どもの食事をつくっています。1回1回の食事がとても大切な意味を持ちます。ここを考えると、楽をしてよいところと、手を抜いてはいけないところがよくわかります。

お弁当は時計回りプレートの延長でつくりましょう。それが**子どもの心身のためにもなり、お母さんも楽にしてくれる、最高の方法なのです。**

## 時計回りプレートを始めると、無駄遣いが減る

毎朝、7つのポジションに置く食材を冷蔵庫に用意するとなると、それなりの食費がかかります。とくに魚介類は、金額がかさむでしょう。

でも、実際にとり組んでみると、食費が大幅に増えるわけではないことがわかります。野菜類は、毎日、少しずつプレートに置いておくので、しっかり使い切ることができ、無駄が出ません。魚介類にお金がかかっても、肉類の量が少なくなるので、収支をトントンにすることもできます。ベーコンやハム、ソーセージなどの加工肉も使わなくなるので、そのぶんのお金もかからなくなります。

子どものお菓子をたくさん買う代わりに、果物にお金をかけましょう。それが子どもの健康のためになります。

また、時計回りプレートは、忙しいお母さんにとっては、お役立ちの食事法です。冷蔵庫に食材がそろっていれば、仕事から帰宅し、30分でつくれるからです。

ある女性は、仕事が忙しくなると、帰宅後に調理をする気力が失われてしまい、お惣菜《そうざい》をたくさん買い込んで帰っていました。そんなことが週に1~2回はありました。家族で

外食も頻繁にしていました。

でも、時計回りプレートを始めてから、それがなくなりました。疲れた身体でスーパーを歩きまわって重い荷物を抱えて帰ったり、帰宅後に子どもたちをうながしてレストランに連れていったりするより、週末にしっかり買い物をしておいて、平日はまっすぐ帰って時計回りプレートをつくったほうがよほど楽だと気づいたからです。

これによって、家計もとても楽になりました。**無駄遣いが減ったからです。**

しかも、お母さんがつくった料理を、子どもたちが各ポジションにのせていってくれるようになりました。楽なうえに、調理の時間がとても楽しくなったそうです。

「お惣菜や外食より、家で食べるほうがずっとおいしい」といううれしい言葉も、子どもたちから聞かれるようになりました。

## 調理時間を短くするポイント

時計回りプレートには、調理時間を短くするポイントがあります。

それは、**加熱するものからつくること。**ガスコンロ、魚焼きグリル、電子レンジをフル稼働し、火を加えるものから調理していきましょう。

たとえば、3のポジションに置く野菜を焼くときには、同じフライパンで、魚介類や肉も焼いていきます。味つけは各自プレートの上でしてもらうので、同じフライパンで大丈夫なのです。焼けたものから、定位置にのせていきます。

そうして火を使っている隣で、野菜を洗って切ったり、モズクや豆腐、納豆を小鉢に入れたり、果物を切ったりしていきます。ブロッコリーやアスパラガスは、洗って水のついたままラップにくるみ、電子レンジに入れます。これらをすべて準備しても、10分とかかりません。その間に、フライパンで加熱しているものが、すべて焼きあがります。

たとえば家庭料理の定番メニューのカレーライスやオムライス、ハンバーグなどをつくるより、時計回りプレートのほうが、調理はよほど楽で、時間も短くてすみます。洗い物も簡単です。そのうえ、家族みんなの性格をポジティブに整え、能力を高めていく力もあるのです。

## 好き嫌いの裏にアレルギーが隠れている可能性も

いろいろな食材をプレートにのせると、多くの栄養素をとれて効果的です。でも、そこに子どもの嫌いなものが置かれてしまうこともあるでしょう。

「嫌い」という感情が働くと、脳のなかではノルアドレナリンが分泌されます。それは、脳にとって「逃げなさい」という合図になります。嫌いなものがある食卓に、子どもは近づきたくありませんし、興味もわかなくなります。

ですから、**子どもの好き嫌いは許してあげてください。**嫌いなものを無理に食べさせてよいことはありません。

食材は無限にあります。嫌いなものの代わりは、いくらでもあります。たとえば、ピーマンを子どもが嫌ったとしても、ピーマンに豊富なビタミンCやβカロテンを含む野菜は他にもたくさんあります。そのなかから、好きなものに変えてあげればよいのです。

また、**「大嫌いな野菜」を1つつくってあげると、「あんまり好きじゃない」という野菜は食べられるようになるものです。**「大嫌い」という野菜は理由を問わず、「大嫌いなんだね。じゃあ、食べなくていいよ」と認めてあげましょう。そうすると、「それよりはマシ」と思える野菜は、「まぁ、いいか」と食べてくれるものです。

「キノコは全部嫌い」と言っていた子がいました。でも、気持ちをよく聞くと「シイタケを食べると吐きそうになって、他のキノコはその味を思い出させるから」という理由からだとわかりました。そこで「シイタケは、もう絶対にお皿にのせないね」と約束したところ、他のキノコは、食べるようになったそうです。

なお、好き嫌いを子どものわがままと考えないことです。「大嫌い」と感じる裏には、もしかしたら、アレルギーが隠れている可能性も高いからです。食物アレルギーには、食べてすぐ激しい症状の現れる即時型というタイプのほかに、食後数時間から数日過ぎてから、ゆるやかに不快症状を起こす遅延型というタイプがあります。

子どもの身体は敏感です。言葉にうまくできなくても、「これを食べると、なんだかイヤな感じが起こってくる」というわずかな症状を感じているのかもしれません。

実際、私の娘も、トマトが大嫌いです。アレルギー検査をしたところ、トマトにアレルギー反応を示しました。また、私は幼いころから鶏肉が大嫌いでした。自分でも理由はわからなかったのですが、見ただけで鳥肌が立つほどです。大人になって検査をしてみたら、やはり鶏肉のアレルギーを持っていることがわかったのです。

## 好き嫌いの多い子は、亜鉛が不足しているのかも

好き嫌いの多い子は、175ページで触れた、舌の表面にある味蕾が退化しているのかもしれません。

味蕾が退化すると、素材そのものの味を「おいしい」と感じられなくなります。その最

大の原因は、味の濃いものを食べ続けること。加えて、亜鉛不足です。

味蕾は新陳代謝のスピードが速く、その際、亜鉛が必要となります。亜鉛には、細胞の分裂や再生を助ける働きがあります。１つの細胞が分裂して２つの細胞になる際、遺伝子やたんぱく質をつくる化学反応が起こります。そのときに使われる酵素の成分になるのが、亜鉛なのです。このため、**亜鉛が不足すると、新しい味蕾が増えなくなり、味覚障害が起こりやすくなるのです**。

亜鉛も現代人に不足しやすいミネラルの１つです。子どもでも、亜鉛が不足すれば、たちまち味覚障害を起こします。素材の味を「まずい」「へんな味」と感じ、濃い味や人工的な味を「おいしい」と感じるようになるのです。

ここを正すには、亜鉛が必要です。亜鉛は、小麦胚芽、米ぬか、そば粉、アーモンド、ゴマ、高野豆腐、大豆、そら豆、シソ、干しシイタケ、緑茶、干しヒジキなどに豊富です。たとえば、主食を玄米にし、そこに納豆やゴマをかけて食べると、亜鉛の摂取量を増やすことができます。

高野豆腐を煮物や味噌汁に使うのもおすすめです。

青菜のおひたしや豆腐などには、すりゴマをかけましょう。

干しシイタケや干しヒジキも、調理にたくさん使ってください。

そら豆の旬は初夏。この季節には、4のポジションに頻繁に置きましょう。そら豆を皮のついたまま洗ったら両端を切り、アルミホイルを敷いたオーブントースターで15分ほど焼いて、1~2本そのままプレートにのせてあげましょう。皮は食べるときに各自でむけば、とても簡単においしく食べることができます。

亜鉛がとくに豊富な食材は、カキです。冬の旬の季節には、価格も安定しています。新鮮なものならば生のままがよいでしょう。加熱用ならば、ガーリックオイルなどで焼くとおいしく簡単にいただけます。

「時計回りプレート」献立例 ①

# エネルギー量を増やして意欲を高める

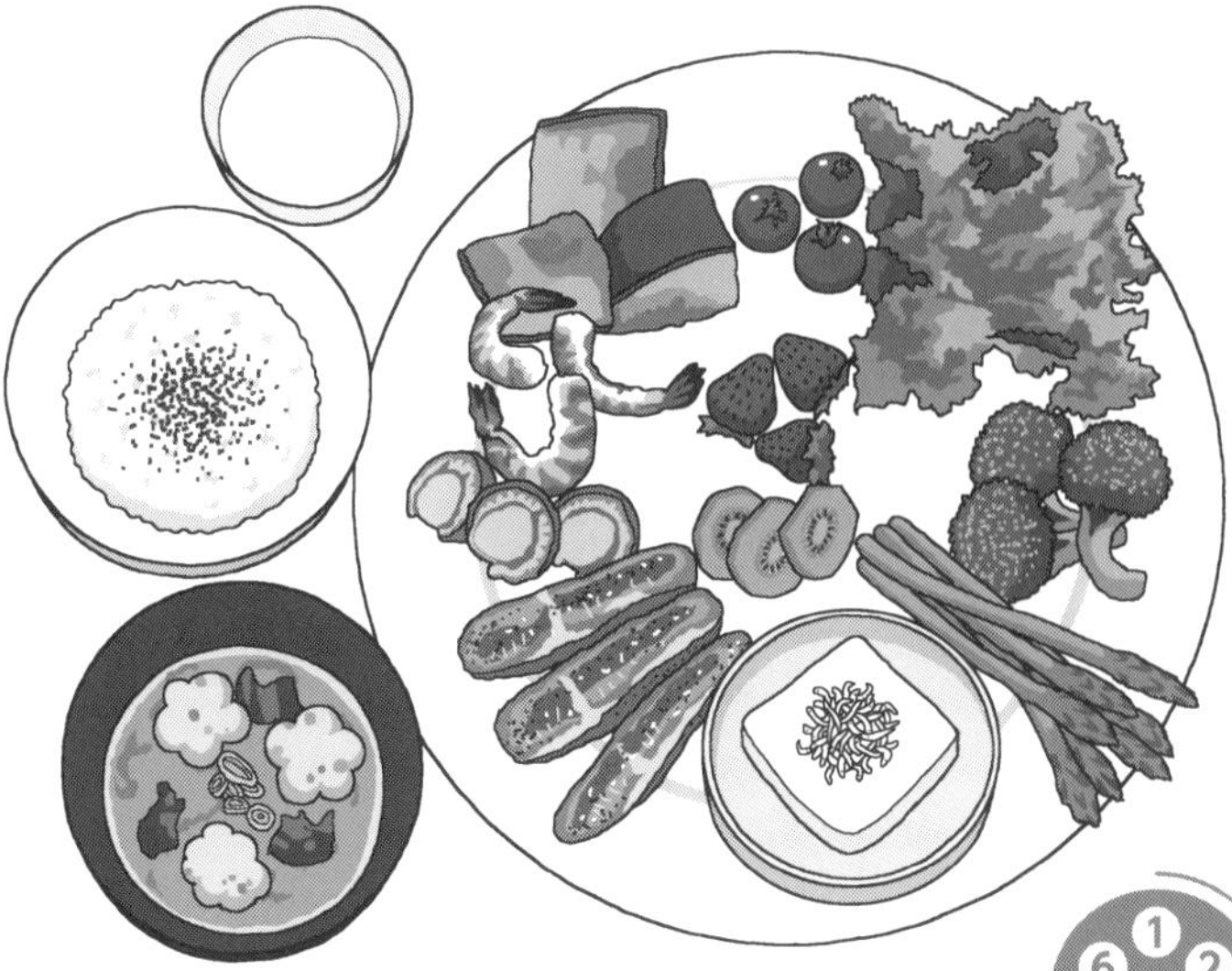

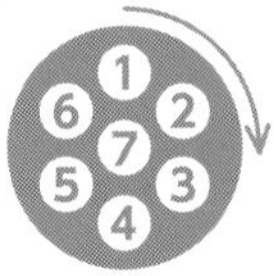


**ここがポイント!**

子どもが一日中、頭も身体もフル活動できるエネルギーを与えてくれるプレートの例。ブロッコリーは赤血球をつくって身体をめぐる酸素量を増やし、アスパラガスは体内のエネルギーを効率よく燃焼させ疲労回復を早めます。ホタテ、エビはエネルギーをつくるミトコンドリアを増加してくれます。ごはんは❺のポジションから食べましょう(以降のプレートではごはん、味噌汁、豆乳は省略します)。

❶のポジション
**トマト**
❷のポジション
**サニーレタス**
❸のポジション
**ブロッコリー、アスパラガス**
❹のポジション
**豆腐シラスのせ**
❺のポジション
**ホタテ、エビ、牛ステーキ**
❻のポジション
**蒸しカボチャ**
❼のポジション
**キウイ、イチゴなど**
◎**豆乳　シソご飯、味噌汁**

「時計回りプレート」献立例 ②

# 脳細胞を育て頭をよくする

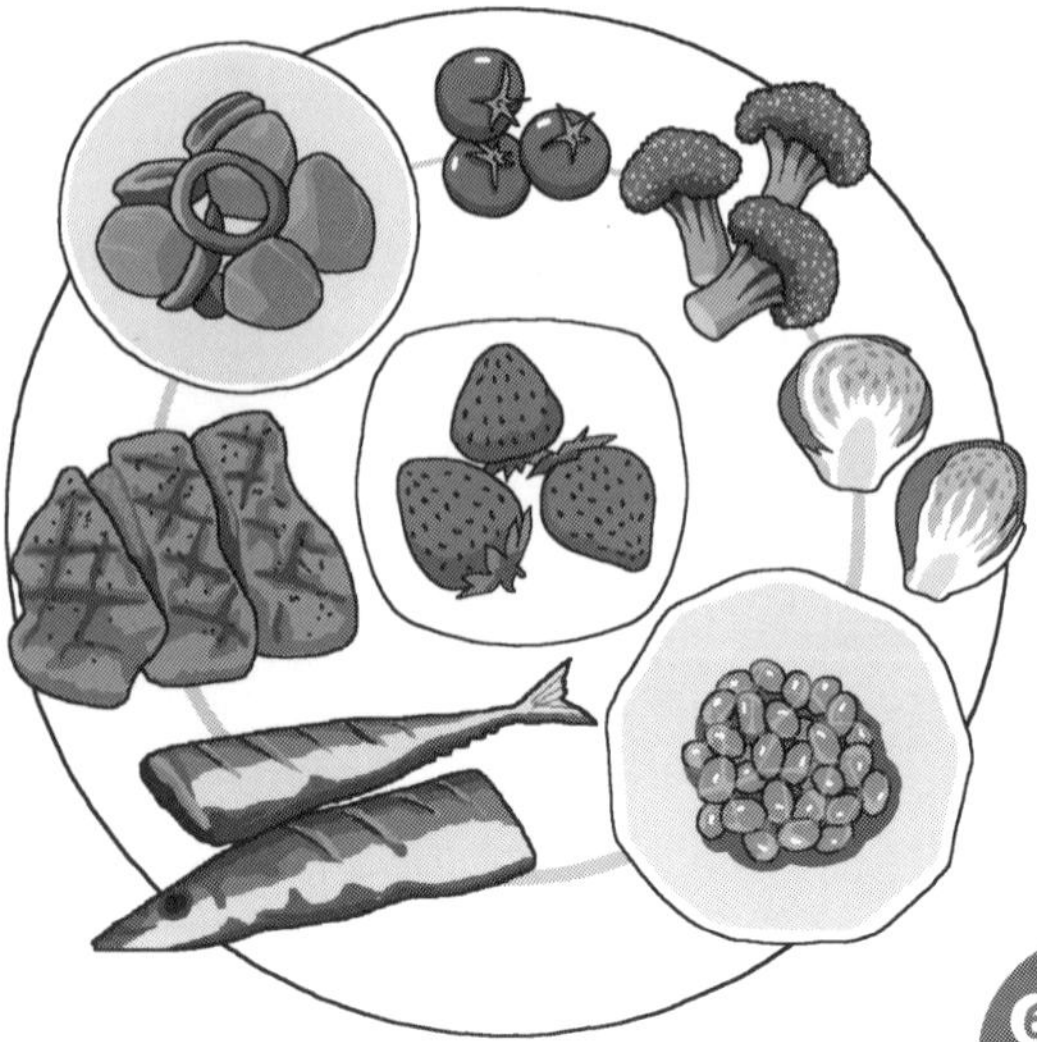

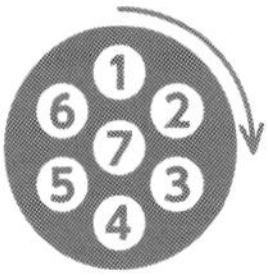


ここがポイント！

脳の海馬の働きをよくする神経伝達物質のグルタミン酸を含む食品を多く取り入れたプレートです。サンマなど青背の魚に含まれるDHAとEPAは脳細胞をつくり、神経細胞を増やします。頭のよい子に育てるための「ブレインフード」となる栄養素は、鉄、DHA、葉酸、大豆ペプチド、たんぱく質、ビタミン$B_{12}$、カカオポリフェノールの7つ。生野菜がないときは、温野菜を2つ以上にしてもOKです。

❶のポジション
**トマト**
❷のポジション
—
❸のポジション
**ブロッコリー、芽キャベツ**
❹のポジション
**納豆**
❺のポジション
**サバ、サンマ、牛肉**
❻のポジション
**サトイモとイカの煮物**
❼のポジション
**イチゴ**

「時計回りプレート」献立例 ③

# ドーパミンを増やす

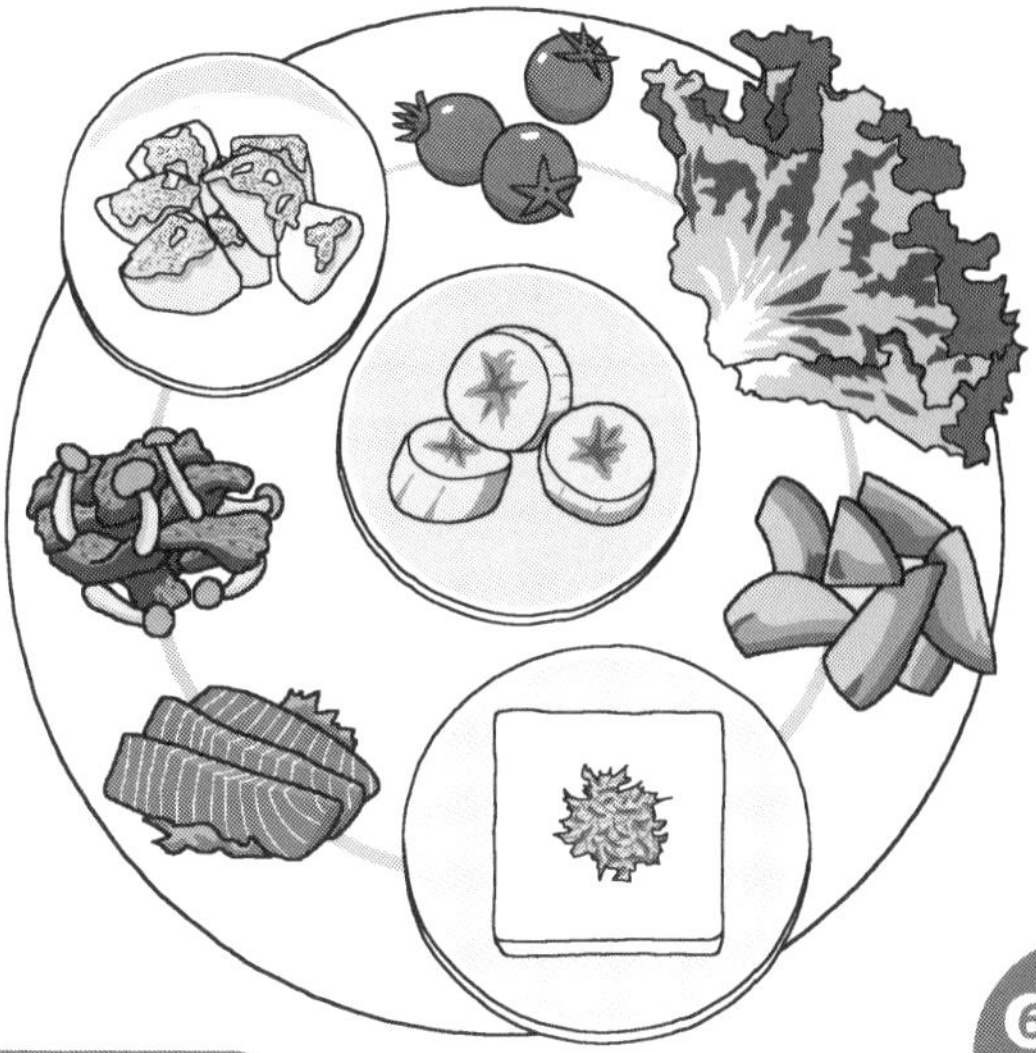

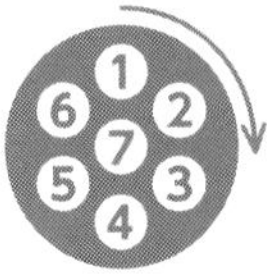


**ここがポイント！**

鉄分を補給することで、子どものエネルギーをMAXにし、たんぱく質を「生きる意欲をつくるホルモン」であるドーパミンに変換することで、ポジティブで好奇心旺盛なメンタルをつくるプレート。ドーパミンが出た状態なら学力も運動能力も楽しくアップできます。ドーパミンを分泌させる栄養素には、たんぱく質、カルシウム、ビタミンC、ビタミン$B_3$、ミネラル、鉄、ビタミン$B_6$などがあります。

❶のポジション
**トマト**
❷のポジション
**サニーレタス**
❸のポジション
**アボカド**
❹のポジション
**豆腐カツオ節のせ**
❺のポジション
**マグロ、牛肉キノコ炒め**
❻のポジション
**明太子ジャガイモ**
❼のポジション
**バナナ**

「時計回りプレート」献立例 ④

# セロトニンを増やす

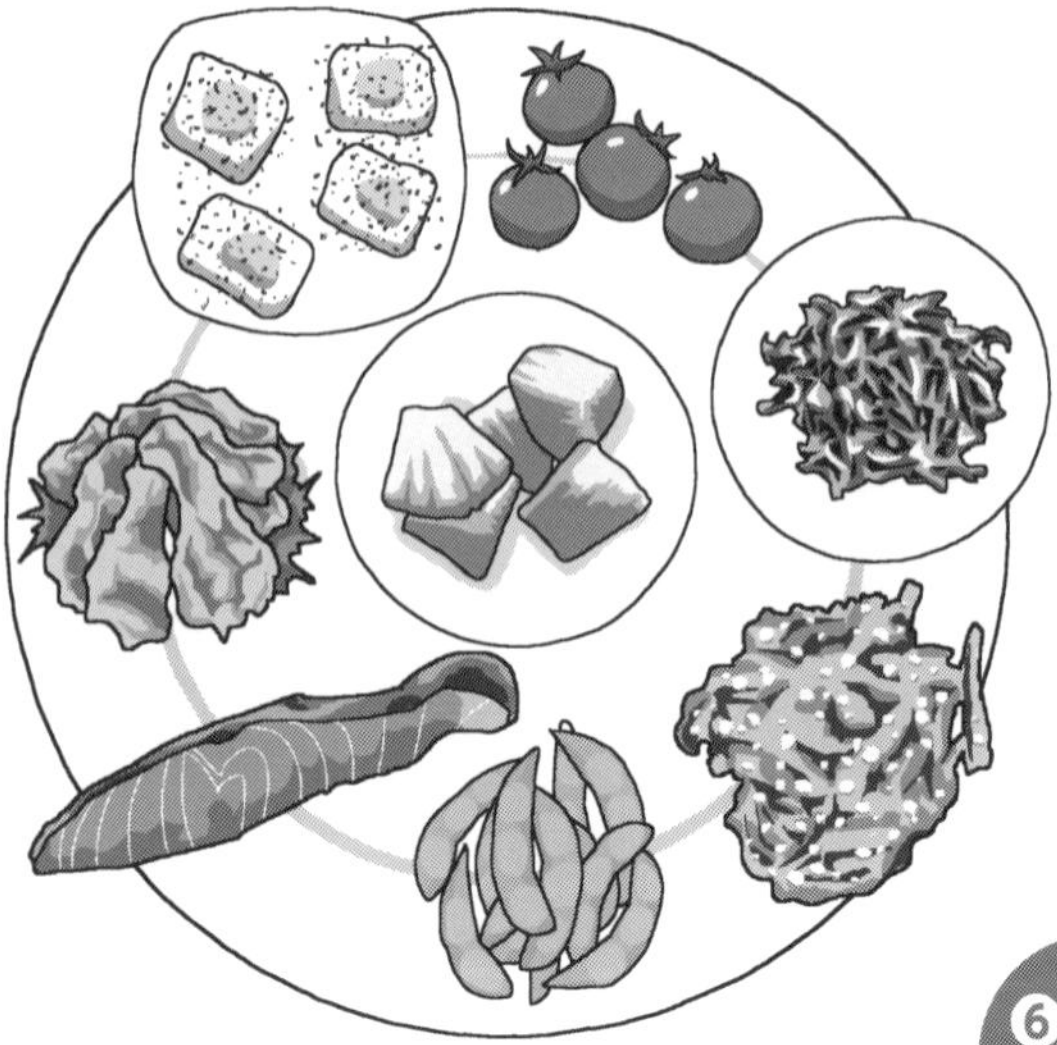

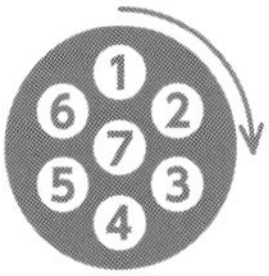


**ここがポイント！**

自律神経やホルモンバランスを整えて、リラックス効果をもたらしてくれる「幸せホルモン」セロトニンを分泌させるプレート。セロトニンの材料になるL-トリプトファンが多く含まれている食品は、魚、大豆、アボカド、ナッツ、バナナ、パイナップル、緑黄色野菜、牛乳、チーズなど。L-トリプトファンの生成に必要なマグネシウムも、ナッツ類、魚介類、海藻類、豆類などから積極的にとるようにしましょう。

❶のポジション
**トマト**
❷のポジション
**紫キャベツ酢**
❸のポジション
**ホウレン草のピーナッツあえ**
❹のポジション
**枝豆**
❺のポジション
**サーモン、豚しゃぶ**
❻のポジション
**黒こしょうとハチミツのせチーズ**
❼のポジション
**パイナップル**

「時計回りプレート」献立例 ⑤

# エストロゲンを増やす

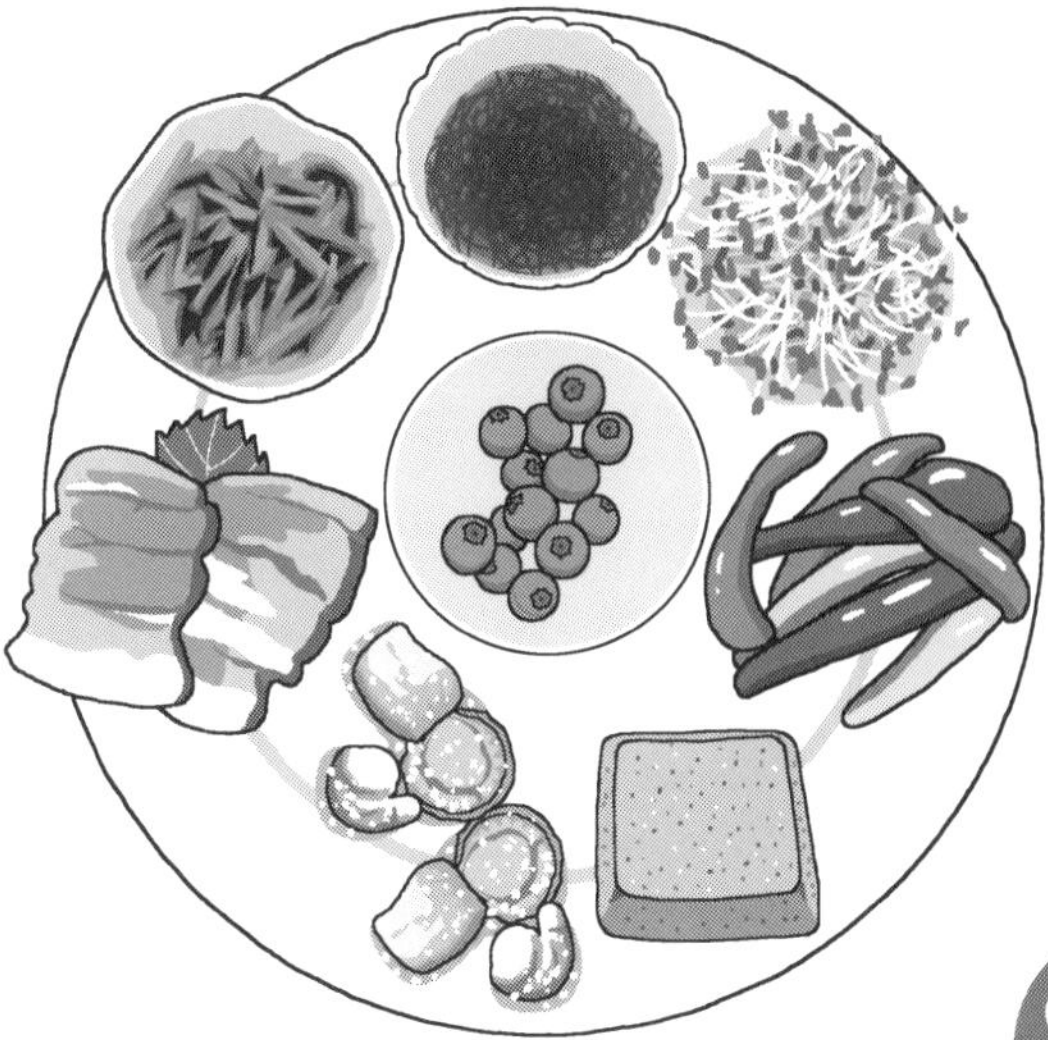

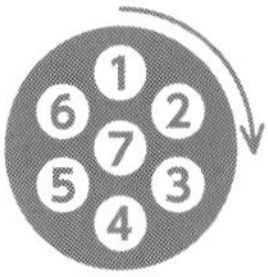


**ここがポイント!**

女性らしい美しさと潤い、そして母性をもたらしてくれるホルモン、エストロゲンをつくる、お母さんにもうれしいプレートです。エストロゲンの材料は良質なたんぱく質。納豆や豆腐は毎日食べたいものです。豆乳やきな粉、おからなどもおすすめ。また、体内の老化物質、活性酸素の害をとりのぞくフィトケミカルや、美肌や子どもの成長に役立つビタミンCを含む生野菜をたくさんとりましょう。

❶のポジション
**モズク酢**
❷のポジション
**ブロッコリースプラウト**
❸のポジション
**パプリカ**
❹のポジション
**ゴマ豆腐**
❺のポジション
**タイ・エビ・ホタテ漬け、蒸し豚**
❻のポジション
**柚子ニンジン**
❼のポジション
**ブルーベリー**

| | 木曜日 | 金曜日 | 土曜日 | 日曜日 |
|---|---|---|---|---|
| | モズク酢 | ミニトマト | モズク酢 | ミニトマト |
| | サニーレタス<br>ラディッシュ | エゴマの葉<br>ラディッシュ | シソ<br>赤ピーマン | サニーレタス<br>アボカド |
| | オクラのおひたし<br>ヤングコーン | 春菊のおひたし<br>ヒジキ煮 | 焼きシイタケ | 芽キャベツ<br>ヤングコーン |
| | 納豆<br>豆腐シラスのせ | ヒジキ豆腐 | 湯豆腐 | 枝豆 |
| | ホタルイカ<br>炙りサーモン | ホタテ<br>焼きエビ、焼き鮭 | ホタテ炙り<br>アジ刺し身 | 焼きホタテ<br>焼きアジ |
| | 牛しゃぶ | — | 牛ステーキ | 煮卵 |
| | 柚子ニンジン | 肉ジャガ | 焼きレンコン | サツマイモ |
| | リンゴ<br>キウイ | キウイ<br>リンゴ | キウイ<br>パイナップル | バナナ<br>プルーン |

## 「時計回りプレート」1週間の献立表の例

| ポジション | 月曜日 | 火曜日 | 水曜日 | |
|---|---|---|---|---|
| 1　酸っぱいもの | ミニトマト | モズク酢 | ミニトマト | |
| 2　生野菜<br>（水溶性ビタミン） | サニーレタス<br>アボカド | サニーレタス<br>赤パプリカ | シソ<br>アボカド | |
| 3　温野菜<br>（脂溶性ビタミン） | ブロッコリー<br>ホウレン草のゴマあえ | ブロッコリー<br>アスパラガス | モヤシ炒め<br>ホウレン草のおひたし | |
| 4　植物性たんぱく質 | 豆腐シラスのせ | 納豆とオクラのあえもの | 豆腐カツオ節のせ | |
| 5-①　魚介類 | ホタテ<br>エビ | エビのオリーブオイル焼き<br>炙りカツオ | タコ<br>サーモン | |
| 5-②　肉類 | 牛ステーキ | 豚しゃぶ | 蒸し豚 | |
| 6　糖質の多い根菜など | 蒸しカボチャ | 焼きカボチャ | サトイモ | |
| 7　果物 | イチゴ<br>キウイ | リンゴ<br>バナナ | バナナ<br>ブドウ | |

## エピローグ

「今、あなたは幸せですか？」

この問いを、私はお母さんたちに投げかけたいと思います。

「何を悠長なことを言ってるの」と怒る女性がいるかもしれません。「毎日、仕事と育児と家事でクタクタなの」という声もよく聞きます。

「なぜ、女性ばかりが、家のことのすべてを1人でやらなければいけないの」

日ごろのたまった怒りで、心をすり減らしている女性は多いことでしょう。

子育て真っ最中のお母さんたちが、幸せそうに見えないことが、私にはとても気にかかります。なぜ、胸を張って堂々と「私は幸せよ」と言えないのでしょうか。

今日という日を、いかに無事に過ごすのか、綱渡りのような気持ちでいるお母さんたち。みんな、今を生きることでせいいっぱい。そうなると、子どもや夫の言動ばかりが気になってしかたがなくなります。ストレスホルモンのノルアドレナリンに脳内が支配されているからです。

ノルアドレナリンは、物事の見方を**「ムシの目」**にします。地に足のついた生活をしっかり築いているけれども、目の前ばかりを見てしまう。今を生きることにせいいっぱいで、目の前の大きくて邪魔な石をどうやってどかすのか、あるいはよけるのか、そこばかりに気持ちが集中してしまうのです。

この「ムシの目」だけで今を見ている限り、心が幸福感に満たされることはないでしょう。悩みをただちに解消したいと考えるほど、その悩みに心が支配されていくからです。

**「ワンオペ育児」**という言葉が流行したことがありました。

ワンオペとは、ワンオペレーションの略。育児も家事も、1人ですべてをまわしている状態のことをワンオペ育児と呼ぶようです。夫や親に協力を得ることもままならないお母さんたち。ここに仕事が加わると、さらに大変です。代わりのきかないフルタイムの仕事や、休みにくい職場環境にあると、なおのこと追いつめられた気持ちになっていきます。今日もそんな思いで過ごしている女性は多いのではないでしょうか。

こうした状況を見て、「手を抜けるところは抜いたほうがいい」「人に任せられるところは任せたほうがいい」と言う専門家たちが大勢出てきました。でも、そうした意見は、本質を見ていないことがほとんどです。

日本のお母さんたちの大変な現状を見て、「欧米のお母さんは、食事を買ってくるのは当然と考えている」「朝ごはんもお弁当も、とがんばるのは、日本のお母さんだけ」として、「ごはんづくりは、手を抜いていい」と言うのです。

しかし、子育てにおいて栄養は愛情と同じくらい大切なもの。にもかかわらず、どうして手を抜いてよいと言えるのでしょうか。

その視線の先には、「大変なお母さん」だけがいて、肝心の「子ども」が見えていないのでしょう。まさに「ムシの目」です。

でも、相手は肩書の立派な専門家。お母さんたちはその言葉を信じ、食事づくりの手を抜くようになります。この責任は、誰がとるのでしょうか？　脳と心と身体の成長に必要な栄養を得られない子どもが引き受けることになるのです。

子育てに、目の前のことをきちんと見守る「ムシの目」は大切です。それと同じくらい必要なのは、**「トリの目」**です。

「トリの目」とは、わが子が成長したのち、どうやって生きていくのか、鳥瞰《ちょうかん》図《ず》で見る視野の高さと広さです。子どもの未来という広くて澄みきった青空から、今のわが子を見守る視線。この「トリの目」を手に入れると、今、怒ろうとしていることが実はたいしたことではなかったり、無用な情報に自分が振り回されたりしていることが、よくわかります。

手を抜いてよいところ、手を抜いてはいけないところの正しい判断も、自らできるようになるでしょう。「ムシの目」のみで見ていたら邪魔でしかなかった大きな石が、「トリの目」で見るとただの小さな石ころでしかなかったりします。

「ムシの目」だけで子育てをしていると、迷路にはまり込んだようでもがき苦しんでしまうお母さんも、「トリの目」で上から見わたすと、広い世界のなかの小さな不満にしがみついている自分に気づくもの。ここがわかれば、不満や悩みをきれいに手放せます。心がとても楽になるのです。

すると、ポジティブな気持ちで、1ミリ上の幸せを求める力がわいてきます。幸せとは、外からやってくるものではなく、自分の心が生み出すものなのです。

「ムシの目」と「トリの目」の両方で日常を見るのは、最初はなかなか難しいかもしれません。いつもそうでなくてもよいのです。ときに、「トリの目」で見わたす意識を持つだけで、人生の見え方はまるで変わってくるでしょう。

**子育ては、お母さんにとって人生最大の仕事です。**その期間は、子ども1人につき18年間。いずれ終わるときが来ます。いつまでも続くことではありません。トリの目で見れば、1日1日と子どもが成長し、1日1日と子どもと一緒にいられる時間が減っていくことが見えてきます。こんなに愛《いと》おしくて幸せな時間があるでしょうか。

そうしたことに心から気づくには、**お母さん自身の栄養がまず必要です。**愛の器をつくるオキシトシン、心をワクワクさせてくれるドーパミン、幸福感をつくってくれるセロトニン、母性と女性らしさをつくってくれるエストロゲン。この4つのホルモンを分泌できる栄養をしっかりとっていれば、自然と「トリの目」を持てるようになっていくでしょう。

「トリの目」を持てればお母さんが変わります。お母さんが変われば、子どもも変わります。**お母さんが楽しくしていれば、子どももたくさん笑うようになります。**そうして家庭内に幸せがあふれれば、子どもはのびのび育ち、夫の脳内でもセロトニンが分泌されるようになります。すると、あなたを優しく支えてくれるように、夫も変わるでしょう。

あなたが胸を張って**「今がいちばん幸せ」**という未来は、もうすぐそこに来ています。

こうした幸せは、時計回りプレートの実践によって必ず訪れます。お母さんのごはんは、子どもにとってすべての原点になります。幸せな人生の原点であり、自己肯定感の原点であり、未来の原点です。いつどんなときにも、戻ってくる場所になるのです。

だからこそ、**お母さんは朝ごはんだけがんばればいい。**時計回りプレートは、あなたが幸せな子育てをする軸に必ずなってくれるでしょう。

2020年2月

西山由美

参考文献

『美女のスイッチ』 西山由美著 現代書林
『長生きしたければ「時計回り」で食べなさい』 西山由美著 現代書林
『日本食品成分表』 医歯薬出版
『最新 食品標準成分表』 細谷憲政監修 全国調理師養成施設協会
『日本人の栄養所要量』 厚生労働省監修 第一出版
『五訂増補 食品成分表』 香川芳子監修 女子栄養大学出版部
『素材で知る特定保健用食品』 時事通信社
『葬られた「第二のマクガバン報告」』（上・中・下巻）
T・コリン・キャンベル、トーマス・M・キャンベル著 松田麻美子訳 グスコー出版
『海馬 脳は疲れない』 池谷裕二・糸井重里著 新潮社
『記憶力を強くする』 池谷裕二著 講談社
『「扁桃体パワー」が幸せを引き寄せる』 塩田久嗣著 徳間書店
『成功脳 人生を決める「感情量」の法則』 塩田久嗣著 ダイヤモンド社
『脳内革命 脳から出るホルモンが生き方を変える』 春山茂雄著 サンマーク出版
『脳内物質仕事術』 樺沢紫苑著 マガジンハウス
『運命の人は脳内ホルモンで決まる』 ヘレン・フィッシャー著 吉田利子訳 講談社
『アリさんとキリギリス』 細谷功著 さくら舎
『「うつ」は食べ物が原因だった！』 溝口徹著 青春出版社
『幸福になる「脳の使い方」』 茂木健一郎著 PHP研究所
『子どもの才能を伸ばす最高の方法 モンテッソーリ・メソッド』 堀田はるな著 堀田和子監修 あさ出版
『人間の可能性を伸ばすために』 マリア・モンテッソーリ著 田中正浩訳 青土社

**西山由美**（にしやま ゆみ）

医療法人桃姫メディカル理事。にしやま由美東京銀座クリニック院長。日本レーザー医学会レーザー認定医。

1995年、藤田保健衛生大学医学部を卒業。慶應義塾大学伊勢慶應病院勤務を経て、2002年に開業。にしやま形成外科皮フ科クリニック、にしやま由美皮フ科クリニックを経て、2016年、にしやま由美東京銀座クリニックを開院。お肌や健康のトラブル解決にあたる一方で、病気を根本から考え、さらには人生を成功に導くための食育栄養外来を行っている。近著に『最強の女医が教える栄養学　食事を変えれば10日間で人生が変わる』（ワニ・プラス）がある。

# 子どもの未来は100%朝ごはん

## 子育てに必要なのは「栄養」と「愛情」だけ

2020年4月10日　初版発行

著　者　西山由美
発行者　佐藤俊彦
発行所　株式会社ワニ・プラス
　　　　〒150-8482　東京都渋谷区恵比寿4-4-9えびす大黒ビル7F
電　話　03-5449-2171（編集）

発売元　株式会社ワニブックス
　　　　〒150-8482　東京都渋谷区恵比寿4-4-9えびす大黒ビル
電　話　03-5449-2711（代表）

装　丁　黒川チエコ
イラスト　はやし・ひろ
編集協力　高田幸絵
DTP・図版制作　平林弘子

印刷・製本所　中央精版印刷株式会社


ISBN978-4-8470-9887-1

ワニブックスHP　https://www.wani.co.jp